小児期トラウマがもたらす病

ACEの実態と対策

Childhood Disrupted

How your biography becomes your biology, and how you can heal

ドナ・ジャクソン・ナカザワ
Donna Jackson Nakazawa
清水由貴子 訳

目次

はじめに……7

パート1　私たちはどうやっていまの自分になったか

第1章　どんな大人も昔は子どもだった……21
第2章　異なる逆境が同じ病気を引き起こす……55
第3章　傷つきやすい人とそうでない人……95
第4章　逆境の女性脳――自己免疫疾患、うつ病、不安症との関係……131
第5章　人並みの家族……163

パート2　小児期逆境後症候群からの回復
——本来の自分を取り戻すにはどうすればいいか

第6章　回復への旅 ……… 207

第7章　専門家の支援で小児期逆境後症候群から立ち直る ……… 255

第8章　虐待を受けて育った人の子育て
——あなたと子どもを助ける14の方法 ……… 277

終わりに ……… 307

謝　辞 ……… 317

クリスチャン、クレアへ

はじめに

本書では、小児期の経験によって私たちがどのような大人になるのかを説明している。最新の研究によれば、たとえネガティブな経験を乗り越えても、かならずしも強くなれるわけではないことが判明した。それどころか、むしろその逆となるケースのほうが多い。子どものころに繰り返し予測不能なストレス、喪失、困難に直面すると、大人になってからの健康状態が影響を受けるというのだ。具体的には、心臓病、がん、自己免疫疾患、線維筋痛症、うつ病などの生活が一変する病気にかかりやすくなる。それだけでなく、他人との関わり、恋愛、子育てにおけるパターンも決まってしまう。

私が小児期の逆境と成人後の健康問題の関係について調べはじめたのは、私自身が子育てとジャーナリストとしての仕事を両立しながら、10年以上ものあいだ、何度か死に至るような自己免疫疾患と戦ってきたからだ。40代では、ギランバレー症候群という自己免疫疾患を2度も経験した。この病気は多発性硬化症に似ているが、症状の進行がもっと速い。筋力が低下し、全身に麻痺が広がり、失神発作を起こす血管迷走神経性失神のためにペースメーカーを埋めこんだ。白血球と赤血球が大幅に減少し、医師は骨髄の病気を疑った。甲状腺の病気にもかかった。

私はつくづく思った。それでも運よく生きている。だから、精いっぱい努力して充実した人生を送ろうと。手の筋肉がうまく動かなくなれば、特大サイズの鉛筆を握りしめて書いた。脚が上がらなくて階段を上れなかったら、途中で腰を下ろして休んだ。インフルエンザのような疲労と戦いながら耐えた――次は自分の身体に何が起きるのだろうかという不安を振り払いながら。仕事の電話では、床にうつ伏せになったまま元気を装った。なけなしの力を子どもたちや夫と過ごす時間のために蓄えた。世間の〝ふつう〟が自分にも当てはまると必死に言い聞かせた。そうせざるをえなかった――ほかに方法は思いつかなかったから。

そうして、慢性的な病気に悩む女性の力になろうと、私は少しずつサイエンスライターとして腕を磨き、神経科学と免疫システム、人間の心の最も深い部分の働きの関係について書いてきた。病気のさまざまな要因を調べ、環境や食べ物に含まれる化学物質、遺伝、炎症性ストレスによる健康状態の悪化を訴えた。環境にやさしい生活を送り、自然に近いものを食べ、身体と心を調和させる瞑想などを実践すれば健康を取り戻せることを報告した。健康に関する会議では、患者、医師、科学者たちに対して講演を行った。そして、慢性疾患、炎症、苦痛に悩んでいる読者のみなさんが健康でよりよい生活を送るために手助けをすることが次なる使命となった。

その矢先、3年前の2012年に、画期的な公衆衛生調査研究とも言うべきACE（Adverse

Childhood Experiences：逆境的小児期体験）の研究を行っている新鋭の科学団体と出会った。ＡＣＥ研究では、さまざまな子ども時代の逆境と、成人後の身体疾患および精神障害の発症には、明らかに科学的な因果関係があることが証明されている。逆境には、暴言や侮辱、精神的または物理的なネグレクト（育児放棄）、身体的または性的虐待、親のうつ病、精神疾患、アルコールや他の物質への依存、母親が虐待される場面を目撃、親の別居または離婚などが含まれる。当初は10項目が挙げられていたが、その後の研究によって、他の小児期のトラウマ（親との死別、きょうだいが虐待される場面を目撃、居住する地域における暴力、貧困家庭、父親が母親に虐待される場面を目撃、クラスメートや教師によるいじめなど）も長期間にわたる影響を及ぼすことが明らかになった。

こうしたネガティブな経験が長く続くと、子どもの脳の構造が変わる。すなわち、ストレスホルモンの分泌をコントロールする遺伝子発現が変化し、炎症性ストレスの過剰反応を引き起こして、成人後に病気にかかりやすくなるのだ。ＡＣＥ研究によれば、成人の64パーセントが子ども時代にいずれか一つの逆境を経験し、40パーセントが２つ以上を経験している。

私が通っていたジョンズ・ホプキンズ大学病院の担当医には、こう言われた。子ども時代に長期のストレスを経験したために、身体と脳が有害な炎症化学物質にさらされつづけ、その結果、一連の病気が引き起こされている可能性があるかもしれないと。

私の受けたストレスというのは、ある一つの大きな喪失だった。子どものころに、とつぜん父が亡くなった。残された者は苦しみ、それまで結束の固かった家族がばらばらになった。私はとりわけ父と仲がよく、父と一緒にいると安心し、不安が消え、自分がこの世で大事な存在だと思うことができた。家族のどの写真を見ても、私は笑顔で父に抱きしめられていた。父が亡くなると、一夜にして、何の前触れもなく私の子ども時代は終わった。正直なところ、その日以降、小さいころの〝幸せな思い出〟は何ひとつ記憶にない。誰のせいでもなかった。ただ、そうだっただけ。そして、私はそのことを気に病んだりはしなかった。自身の過去、とくに子ども時代の出来事に思い悩む人は情緒不安定に見えたから。

私は脇目も振らずに前進した。毎日がめまぐるしく過ぎていった。充実した生活を送り、サイエンスライターとして世間の役に立つために尽力し、本当にすばらしい夫と結婚し、大好きな子どもたちを育てた――子どものためにもぜったい死ぬわけにはいかないと思いながら。けれども、やっとのことで手に入れた家族の生活を大いに楽しみ、親しい友人たちと過ごす以外は、つねに苦しみとの戦いだった。まるで人生というパーティーの場で、ひとりだけ孤立しているような気分だった。どんなに平気なふりをしていようと、心の中では長いあいだ大きな喪失感を隠してきたということを私の身体が忘れさせてくれなかった。自分は〝他人とは違う〟と思っていた。

ＡＣＥという新たな研究分野の見地から考えると、40代前半になるまでに私の健康状態が悪化して、私の場合は文字どおり立っていられなくなるということは予想できたように思う。

多くの人がそうであるように、最初にＡＣＥについて知り、大人になってからの経験は子ども時代の経験と密接な関係にあると聞いたときには、私は驚き、にわかには信じられなかった。まさか自分が逆境的小児期体験をしているとは思わなかった。ところがＡＣＥ質問紙の問いに答え、自分のＡＣＥスコアを目にしたとき、過去の出来事をはっきりと理解しはじめた。ＡＣＥ研究はまったく新しい分野ではあるが、じつは「三つ子の魂百まで」と同じ考え方だ。それと同時に、誰もが何らかの苦しみを抱えているという現実を示している。

アメリカでは１億３３００万人が慢性疾患を患い、１億１６００万人が慢性疼痛に悩まされている。子ども時代の逆境と成人期の病気の関係が明らかにされたことで、治療にも光が差してくるだろう。医師、医療関係者、心理学者、精神科医は、より患者を理解し、新たな治療法を探すことが可能になる。そして私たちも、親、相談相手、教師、コーチとして、身近な子どもたちに逆境の影響が長引かないよう手助けすることができるだろう。

この問題について徹底的に学ぶために、私は2年間かけてＡＣＥや小児期の有害ストレスの影響を研究している名だたる研究者たちにインタビューを行った。さらに、ＡＣＥ研究に関する研究論文70編と、これらの研究結果を支持・補足する国内有数の研究機関による無数の報告に目を通した。そして、小さいころに逆境を経験し、成人してから健康問題に苦しんだのちに、人生が変わるほど心身の回復を成し遂げた13人を取材した。

本書では、ＡＣＥが脳や身体に及ぼすダメージについて説明する。具体的には、これらの目に見えない変化と成人後の自己免疫疾患などの発症との関わり、小児期の逆境の影響に個人差がある理由、男性よりも女性のほうが発症率が高い理由、小児期の逆境が恋愛や子育てに与える影響などについてである。

さらには、早期に受けた有害なストレスの影響を打ち消し、本来の自分を取り戻すための方法も記している。これを読んだ方々が一刻も早く苦しみから解放される助けになれば幸いだ。

お読みいただくに当たって、以下の点に注意していただきたい。

・ACEと、回復力を培うために避けて通れない子ども時代の小さな挑戦を取り違えないこと。たとえ幸せな生活でも、幼いころには思いどおりにいかないこと、両親が怒りを抑えられずに後悔すること、失敗してもう一度やってみることを学ぶ機会はいくらでもある。だが、ACEはそうした経験とはまったく異なり、長期間にわたって、恐ろしい、予測のつかないストレス要因を与えるものだ。しかも多くの場合、そうした状態から無事に抜け出すために大人が手を差し伸べることもない。

・ACEは成人期の発病の確率を大幅にアップさせるが、それだけが原因ではない。どんな病気にも、遺伝的特徴、有害物質との接触、感染など複数の要因がある。だが、ACEや有害ストレスの経験を持つ人にとっては、病気を引き起こす他の要因が通常よりも危険度を増す。免疫システムを樽だとしよう。大人になってから、化学物質や添加物まみれの加工食品による大量の環境毒素、ウイルス、感染、慢性あるいは急性のストレス要因に接すると、樽は少しずついっぱいになる。やがて、そうしたものの一つが引き金となり、その最後の一滴で樽があふれて発病する。ＡＣＥによって長期間予測不能なストレスを受けることは、樽が半分満たされた状態で人生を始めるようなものだ。大人になって病気になるかどうかを決定するのはＡＣＥだけではない。だが、可能性が高くなることは否定できないだろう。

・ＡＣＥの研究には心的外傷後ストレス障害（ＰＴＳＤ）の研究と共通点があるが、小児期の逆境のほうが身体や心の健康問題により広く影響を及ぼす。したがって、この２つは同じものではない。

・研究が開始された当時は、「極度の貧困および犯罪の多い地域」という条件はＡＣＥに含まれていなかった。だが、貧困や犯罪組織の暴力が蔓延する危険な地域や、戦争で荒廃した世界の各地で育つ子どもが有害なストレスを受けるのは明らかだ。現在では、そうした環境との関連がより詳しく研究されている。これについては本書では触れずに、別の機会に述べるつもりだが、重要な問題であることに何ら変わりはない。

・ACEは悪質な行為の口実ではない。〝子ども時代のせいにする〟道徳的な許可証と見なすのはもってのほかだ。この研究によって、ようやく長期間にわたる身体と心の変化の問題にスポットライトが当たるようになったが、けっして口実を作るためのものではない。

・研究の目的は両親を非難することではない。ACEは世代間にわたるケースが多く、ネグレクト、虐待、逆境などは自分の何世代も前に遡ることも少なくない。

逆境的小児期体験や有害ストレスに関する新たな研究のおかげで、私たちはこれまでとは違う視点で人生を見つめることができるようになった。人間はなぜ苦しむのか。親はどうやって子どもを育て、導けばいいのか。社会の医療システムのなかで、病気の予防や治療、健康管理をきちんと行うにはどうすればよいのか。いままで限界とされてきたレベルを超える回復を遂げるには何が必要なのか。

なかでも注目すべきは回復の問題だ。人間の脳は子ども時代に大きく変化するが、その後も死ぬまで周囲の影響を受けやすい。いまでは、世界じゅうの研究者によってACEが脳と身体に与えたダメージを修復するための効果的な方法が発見されている。あなた自身やお子さんが何歳であろうと、脳をリセットして、回復を促し、本来あるべき姿の自分に戻るための新たな道をつくり出すために、科学的に証明された比較的簡単なステップが存在する。
以下のACE調査で、自分が幼少期や思春期に直面したACE項目の種類、そして自分のACEスコアがわかる。

逆境的小児期体験（ACE）調査を行ってみよう

あなたがこの本を手に取ったのは、子ども時代に耐え難い、心の痛手となる経験があるからかもしれない。現在の健康問題、うつ状態、不安症状は自分の過去に関係があると考えているからかもしれない。あるいはトラウマや逆境に苦しんだ経験のある配偶者、パートナー、友人、親、ひょっとしたら自分の子どものことが心配だからという理由かもしれない。ACEがあなた自身や愛する人の健康に影響を及ぼしているかどうかを調べるには、本編を読む前に次の質問に答えてほしい。

■逆境的小児期体験調査

18歳になる前に、以下の経験をしていただろうか。

1　親か同居している大人から頻繁に、または日常的に罵倒、侮辱、悪口、屈辱を受けていたか？　もしくは危害が及ぶかもしれないという恐怖を与えられていたか？

はい　　いいえ　　※「はい」の場合は「1」を記入

2　親か同居している大人から頻繁に、または日常的に押されたり、つかまれたり、叩かれたり、何かを投げつけられていたか？　もしくは跡が残ったり傷ついたりするほど強く殴られたことはあるか？

はい　　いいえ　　※「はい」の場合は「1」を記入

3　大人か、少なくとも5歳以上年長の人間から性的に触られたり撫でられたりしたか、無理やり相手の身体に触らせられたことがあるか？　もしくは触られそうになったり、不適切に触られたり、性的に虐待されたことがあるか？

はい　　いいえ　　※「はい」の場合は「1」を記入

4　頻繁に、または日常的に、家族の誰からも愛されていない、あるいは自分が大事で特別な存在だと思われていないと感じていたか？　もしくは家族が互いに関心がない、親しみを感じていない、助けあっていないと感じていたか？

はい　　いいえ　　※「はい」の場合は「1」を記入

5　頻繁に、または日常的に、食事が十分ではない、汚れた服を着なければならない、自分を守ってくれる人がいないと感じていたか？　もしくは親のアルコールか薬物依存により、面倒を見てもらえなかったり、必要なときに病院へ連れて行ってもらえなかったりしたと感じていたか？

はい　　いいえ　　※「はい」の場合は「1」を記入

6　離婚や別居、その他の理由によって実の親と別れた経験があるか？

はい　　いいえ　　※「はい」の場合は「1」を記入

7　母親（継母）は頻繁に、または日常的につかまれたり、叩かれたり、物を投げつけられたりしていたか？　ときどき、頻繁に、または日常的に蹴られたり、噛みつかれたり、拳や物で殴られたりしていたか？　もしくは繰り返し数分間にわたって殴られたり、銃やナイフで脅かされたりしていたか？

はい　　いいえ　　※「はい」の場合は「1」を記入

8　酒癖が悪い人、アルコール依存症者、または薬物を乱用している人と同居していたか？

はい　　いいえ　　※「はい」の場合は「1」を記入

9　家族にうつ病の人、精神疾患を抱えた人、自殺未遂を起こした人がいたか?
はい　　いいえ　　※「はい」の場合は「1」を記入

10　家族に刑務所に収監された人がいたか?
はい　　いいえ　　※「はい」の場合は「1」を記入

「はい」の数を合計して記入　(これがあなたのACEスコアとなる)

ここで、あらためて過去を振りかえり、自分の経験が心身の健康や精神の安定にどのように影響しているのかを考えてみよう。自分の愛する人がACEに影響を受けている可能性はないか。身近な子どもや青少年が現在、逆境に苦しんではいないか。

あなたのACEスコアを念頭に、本書で紹介するさまざまなエピソードや研究内容を読んでほしい。そこに自分や愛する人の体験を重ねてみれば、いまになって健康問題に悩まされている理由を理解するうえで因果関係を見つけられるかもしれない。その因果関係こそが、回復のために必要な情報となるのだ。

パート1
私たちはどうやっていまの自分になったか

第1章
どんな大人も昔は子どもだった

ニューヨークのストリートを歩くローラの姿は、誰の目にも自信に満ちあふれた46歳の女性に映るだろう。赤褐色の髪に緑の目、身なりもきちんとした彼女は、いまはこの街に暮らし、思いどおりの人生を送っているように見える――わずかに引きずる影に目をとめなければ。

ローラが小さいころ、母親は双極性障害を患っていた。気分のいいときには、学校の宿題を手伝ってくれたり、髪を編んでくれたり、巣箱に集まるいろいろな鳥の名前を教えてくれた。だが、うつ状態になると何時間も部屋に閉じこもっていた。かと思えば興奮して攻撃的になり、周囲は被害を被っていた。血管外科医であるローラの父親は娘にやさしかったが、一緒にいることはめったになかった。ローラによれば「帰宅は遅くて朝早く出かけていく――そして、いつのまにか帰ってこなくなりました」。

10歳のときに家族でグランドキャニオンへ行ったことは、いまでも覚えている。そのとき撮った写真では、ローラと両親はベンチに座っていた。空は真っ青で雲ひとつなく、背後には渓谷の黒っぽいぎざぎざの影がどこまでも広がっている。いかにも夏らしい日だ。

「あの日の午後、母はポンデローサマツの見分け方を教えてくれました」。ローラは振りかえる。「傍から見たら、ごくありふれた仲のよい家族に見えたはずです」。ところが、少しして雰囲気が変わりはじめた。それまでにも何度かそういうことはあった。両親が家族写真を撮るための三脚をどこに置くかで言い争いを始めたのだ。3人でベンチに座るころには、両親は黙りこんでいた。両親がカメラに向かって無理やり笑みを浮かべているとき、母親がとつぜん娘のショートパンツの後ろのウエスト部分をつねって、「宙をにらむのはやめなさい」と注意した。続いて、またしてもつねった。「太ってきたのも無理はないわね。ゆうべ、あんなにチーズケーキを食べたんですもの。ショートパンツから肉がはみ出してるわ」

写真のローラの顔をよく見ると、アリゾナの強い日差しのせいで目を細めているのではなく、涙をこらえているのがわかる。

ローラが15歳のとき、父親は別の女性と結婚するためにほかの州へ引っ越していった。カードやお金は送ってくれたが、電話の回数は次第に減った。母親は治療を受けずに、双極性障害は悪化した。ローラはリビングを通るたびに耳を疑うような暴言を吐かれるようになった。「母には、『後ろから見たら小太りだわ。どうして男の子に誘われないのかって思ってるなら、それが理由よ』というようなことを言われました」。何度も耳にしたのは、「赤ちゃんのときはあんなにかわいかったのに、どうなっちゃったのかしら」という言葉だった。ローラは折に触れて思い出す。「父のことを、口から泡を飛ばして激しく非難しつづけていました。私はその場に立ち尽くして、何も聞かないようにしていたけれど、母はいつまでもやめなくて、そのうち身体が内側から震えてきました」。ローラは自分の母親が「ほかのお母さんとは違う」ということを知られたくなくて、一度も友だちを家に呼んだことはなかった。

それから30年近くたった現在、ローラは言う。「いろいろな意味で、どこへ行っても、何をしていても、私はまだ母の家にいるんです」。いまでも「車が割りこんできたり、食料品店の店員の態度が悪かったり、夫と言い争ったり、問題が起きて上司に呼ばれたりすると、胃が引っくりかえったように感じます。まるで体の内側に、火のすぐそばに置かれたマッチがあって、ちょっとでも風が吹けば火がつくみたいに」。そして、こう続ける。「何かがしっくりしないんです。どんなことも実際より大きく感じてしまう。言ってみれば、ボリュームが大きすぎる感情のステレオの中で生きているようなものでしょうか」

ローラを見ても、「目には見えないだけで、体の奥の細胞がいつも震えている」ことには誰も気づかないだろう。

自分の中で何かがおかしいと感じるローラの感覚は体の健康にも表れている。30代半ばで片頭痛に悩まされるようになり、そのたびに何日も寝たきりになった。40歳で自己免疫性甲状腺疾患にかかった。44歳のときに健康診断で心音に雑音があると言われ、心電図で不整脈が発見された。心エコー図検査を行うと、拡張型心筋症であることがわかった。筋肉の収縮する力が低下して血液が心臓に送られなくなり、左心室が肥大していたのだ。気がついてみると、ローラは心臓病の患者となって手術を受けていた。いまでは心臓の働きを正常に保つために左胸に除細動器を埋めこんでいる。長さ5センチほどの埋めこみ手術の跡は、ほとんどわからない。

ジョンの両親は、父親が陸軍将校として赴任した際にアジアで出会った。2人はたちまち恋に落ち、結婚してアメリカへ移住した。ジョンが覚えているかぎり、「両親の結婚は、僕と父の関係と同じくらいうまくいっていませんでした。僕を育ててくれたのは母と祖母だと思っています。僕はもっと父と触れあいたかったけれど、だめでした。父はそういうことができない人だった」

ジョンはときどき短い金髪をかきあげながら、注意深く言葉を選ぶ。「父はひどく感情的になって、ささいなことに腹を立てた。僕たちみんなが知っていることは正しくないと言い張って、いつでも議論を吹っかけていたんです」。父親がニューヨーク州の州都がニューヨークシティだと言えば、ジョンがオールバニだと訂正しても無駄だった。「ガレージで作業を手伝うように命じられて、僕はきちんと言われたとおりにやっていたのに、30分くらいしてドライバーを違う場所に置いたとたんに怒鳴りはじめて、ずっと怒っている。すべてがそんな調子で、けっして褒めることはありませんでした。父のほうが間違えたときだって、どういうわけか僕のせいになる。どんなときでも父は絶対に正しかった」

ジョンは大きくなるにつれて、「父がつねに僕や弟の失敗ばかりを指摘して、自分の非を認めない」のはおかしいと思うようになった。父親は、ジョンに言わせると「ずっとやさしくて自信たっぷり」の母親のことも繰り返し批判していた。

12歳のとき、ジョンは両親の喧嘩に割って入った。15歳のクリスマスイブの日、「悲鳴と大きな物音」で目が覚めた。「母の叫び声だと気がついて、僕は飛び起きて両親の部屋に駆けつけたんです。『いったいどうしたの?』って大声で尋ねたら、母が興奮して『首を絞められてる』と。見ると、父が両手を母の首にかけていた。僕は父に向かって『そのままそこにいるんだ。いいか、動くんじゃない。母さんは僕と一緒にいる』と叫んだ。そして母を連れて階下に下りた。母はすすり泣いていました。僕は事態を把握しようとした。両親のあいだで大人になろうとした」

翌日のクリスマスの朝、父親はジョンと母親が眠っているリビングに下りてきた。「2人とも何も説明しませんでした」とジョンは振りかえる。「それから弟も下りてきて、何ごともなかったかのように家族でクリスマスの朝を過ごしました」

それからまもなく、「母と僕に大きな愛情を注いでくれた」祖母がとつぜん亡くなった。ジョンは言う。「母も僕もひどくショックを受けて心が空っぽになりました。父は悲しむ僕たちの支えにはなってくれなかった。母に向かってこう言ったんです。『乗り越えるしかないだろう』と。父は典型的なナルシシストだった。自分に関係のないことならどうでもいい、何もなかっ

た と思っていたんです」

現在ジョンは40歳、少年の面差しが残っている。温かなはしばみ色の目と人懐こい笑顔に好意を抱かずにはいられない。だが、気さくで親しみやすい態度の裏で、ジョンはいくつもの慢性疾患と戦っている。

33歳で、まだ若いにもかかわらず血圧が驚くほど高かった。刺すような胃の痛みと下痢に悩まされるようになり、便に血が混じることもあった。これらの症状はだんだん頻度が増し、頭痛も毎日続いた。34歳で慢性疲労がひどくなり、夕方まで仕事をするのもままならないこともあった。

長年、ストレス解消のためハイキングに行くのが好きだったが、35歳になるとスタミナが持たなくなった。「ある日、ふと思ったんです。まだ若いのに、もう二度とハイキングには行けないだろうと」

身体と同じく、恋愛も好調ではなかった。30代前半で心から愛せる女性と出会った。付きあいはじめて1年がたったころ、彼女の家に招かれて家族を紹介された。ジョンは滞在中の出来事を語る。「僕が耐えてきた恥辱や非難とは縁のない世界で育った子どもたちとは、まったく違うことを思い知らされました」。ある晩、彼女と姉妹、そのボーイフレンドたちが踊りに出かけることになった。「みんな食卓を囲んで楽しい夜の計画を立てていました。いまでも覚えています。彼女の家族の顔を見ながら、そのとき僕が思ったのは〝自分はここにいるべき人間ではない〟ということだけでした。みんな、ごく当たり前のように楽しそうだった。そして、自分も調子を合わせて幸せな家族の一員になれるふりをすることを考えて、ふいに怖くなりました」

そこで、ジョンは「疲れている」と嘘をついた。「彼女は僕を気遣って、2人で家に残りました。どうしたのかと訊かれるうちに、僕は泣きはじめて、涙が止まらなくなった。彼女は力になろうとしてくれたけれど、僕は不安を打ち明けることも、慰めてもらうこともせずに、泣いているのは彼女のことを愛してはいないからだと告げました」

彼女は「ひどく落ちこんで」、その晩、ジョンをホテルまで送った。「彼女も家族もショックを受けていました。いったい何が起きたのか、誰にもわからなかった」。ジョンは彼女を心から愛していたが、不安に打ち負かされたのだ。「心に抱えた恥ずかしさや悲しみのせいで自分が〝傷もの〟だということを、どうしても彼女に知られたくなかったんです」

炎症を起こした腸から出血し、慢性疲労で疲れ果て、ひどい頭痛のせいで衰弱して注意散漫になり、しばしば仕事に支障をきたし、好きな女性に対しても心を開けない――ジョンは苦痛と孤独の世界に閉じこめられ、抜け出すことができなかった。

ジョージアの子ども時代は、通常よりもはるかに恵まれているように見えた。両親は2人とも元気で離婚もしていない。立派な家の壁にはアイビーリーグの賞状がいくつも飾られている。

父親はイェール大学を卒業した腕利きの投資銀行家で、母親は専業主婦としてジョージアと2人の妹を育てた。写真で見るかぎり、5人は申し分のない家族だ。

一見、何の問題もなく、完璧とも言うべき家庭だった。

「でも、私はかなり早い時期から、うちでは何かがおかしいと感じていました。それなのに誰もそのことを口にしない」とジョージアは語る。「わが家にはつねに不穏な空気が流れていました。それが何なのかははっきりわからなかったけれど、確かにそうだったんです」

ジョージアの母親は「気持ちが通じあわず、支配的」だった。「私の言葉や行動が気に入らないと、目の前で冷酷な人間になりました――その姿は、まるで母にそっくりの動く像だった。けっして私のほうを見たり、話しかけたりはしませんでした」。なお悪いことに、ジョージアには自分の何が間違っていたのかがわからなかった。「わかっていたのは、母がもう一度話しかけてもいいと思うまで、私は母の世界から締め出されるということだけでした」

たとえば、ジョージアの母親は「妹たちと私に小さなスプーンにすくったアイスクリームを差し出して、『3人で分けなさい』と言うんです。もちろん私たちは文句は言いませんでした。そんなことをしようものなら、感謝の気持ちがちっともないと言って、私たちに話しかけてくれなくなるから」

ジョージアの父親はアルコール依存症の寸前で、「ときどき何でもないことに怒り出しました」とジョージアは振りかえる。「あるときは、電球を替えていたら壊れてしまって、急に悪態をついて怒鳴りはじめたんです。そんなふうに、いつ怒りを爆発させるかまったく予想がつかなかった。めったにないことでしたが、いまでも忘れられません」。そうしたときには、ジョージアはひどく脅えて「犬みたいに尻尾を巻いて逃げ出して、安全だとわかるまで隠れて出てきませんでした」。

ジョージアは「家の中の雰囲気が変わることにひどく敏感になって、父が爆発しそうなときは本人よりも先に察知するようになりました。空気がぴんと張りつめるから、わかるんです──また来るなって」。最も大変だったのは、「何ごともなかったように振る舞わなければならなかったことです。父は些細なことで怒鳴り散らしたかと思うと、部屋に行って昼寝をしたり、ギターを弾いたりしていました」

母親の無視と父親の攻撃に挟まれて、子どものころのジョージアは空気を読み、両親の怒りから逃れることばかり考えていた。そして９歳か10歳のころには「両親の怒りは互いに相手に向けられていた」ことに気づいていた。表立って喧嘩をすることはなかったものの、２人のあいだには、つねに敵意がくすぶっていた。互いに激しく憎みあっていると感じることもあった。あるとき、ジョージアは父が母と口論した挙句に激高して事故を起こすかもしれないと考え、車のキーを隠して返そうとしなかった。

現在、49歳になったジョージアは子ども時代について分析する。「家に渦巻いていた感情をすべて自分の中にためこんでいた。ある意味では、いままでずっとそうした外側の不安を内に抱えて生きてきたんです」。そうやって何十年間も苦痛を抱えてきたことは大きな弊害を及ぼした。最初は「体の痛みはかすかなささやき声」のようだった。だが、古典の博士号を取得するためにコロンビア大学大学院に進んだころには「背中に激痛が走るようになりました。あまりにも痛くて椅子に座れずに、横になって勉強せざるをえませんでした」。26歳でジョージアは変性円板疾患と診断される。「痛みで体が悲鳴をあげはじめたんです」

それから数年間で、変性円板疾患に加えて深刻なうつ病、副腎疲労、そしてついに線維筋痛症を患う。「大人になってからはずっと通院生活を送り、痛みを緩和するためにさまざまな薬を試してきました」とジョージア。「でも、ちっとも改善しません」

ローラ、ジョン、ジョージアの境遇は、私たちが子どものころの逆境に対して身体的な代償を支払わなければならないことを示している。神経科学、心理学、医学における新たな発見によって、小児期の逆境が人間を生物学的に変えるプロセスが解明された。この画期的な研究は、幼いころに受けた精神的なトラウマが想像以上に広範囲に及ぶ結果を招くことを物語っている。逆境的小児期体験は人間の脳の構造や免疫システムのバランスを変え、身体と脳の両方に炎症を起こし、成人後もずっと身体の健康全般や寿命に影響を与える。こうした身体の変化によって、生涯にわたる私たちの行動、仕事、子育て、交友関係、恋愛のパターンが決まるのだ。

ジョンのように家庭内で暴力を目の当たりにしたり、ローラのように日常的に辱めを受けたり、ジョージアのように見えないところで家族の仲が悪かったりと、トラウマの原因は個々で異なるものの、この理論はいずれの場合にも当てはまる。

こうした小児期の逆境はすべて、脳や免疫システムの健全な発達を損なう変化をもたらす恐れがあり、その結果、将来的に健康にも影響が及ぶ。

この驚くべき因果関係が発見されたのは、おもに2人の人物による功績が大きい。1人はサンディエゴ在住の熱心な医師、もう1人はアメリカ疾病予防管理センター（CDC）の信念を持った医学疫学者。1980～1990年代にかけて――ローラ、ジョン、ジョージアの成長期と重なる――この2人の研究者が、ACEとその後の身体および神経の炎症、生活を左右する健康問題との科学的関連を少しずつ明らかにした。

理性的な2人の医師

1985年、サンディエゴのカイザー・パーマネンテ医療プログラムにおいて、画期的な予防治療プロジェクトのリーダーを務める医師で研究者のヴィンセント・J・フェリッティは驚くべきパターンに目をとめた――成人の肥満の患者は子どものころにトラウマとなる出来事を経験していたのだ。

この発見はほとんど偶然だった。1980年代半ば、カイザー・パーマネンテの肥満解消プログラムに参加した患者の多くが、フェリッティや看護師の協力で手術を行わずに1年間で大幅な減量に成功した。プログラムは快挙を遂げたように思えたが、ほどなく脱落者が相次ぐようになった。納得がいかないフェリッティは原因を突き止めようと考え、286名の患者と1人ずつ面談を行った。すると、驚くほどの数の患者が子ども時代に受けた心の傷を打ち明けた——その多くは性的虐待だった。そうした患者にとって、食べることは解決策だった。長年、心の内に秘めていた不安や恐怖、絶望を和らげてくれるのだ。体重の増加も身体に注目を浴びないための隠れ蓑となるため、痩せることは望んでいなかった。

この面談によって、フェリッティは他の医者が見逃しているパターンに気づき、人間の健康と幸福に対する新たな視点を得た。患者にとって、肥満は「明らかな身体のサインではあるが」、本当に治療すべき問題ではない。それは「火事の現場で煙を消すのが大事ではないのと同じこと」なのだ。

1990年、フェリッティは全米肥満学会でこの発見を発表し、集まった医師たちを前に「一部の公衆衛生問題には、ある種の過去の経験に対する恥ずかしさ、口を閉ざすこと、社会的タブーなどによって隠されている根本的原因がある」という説を語った。

この発表は猛反発を食らい、聴衆のなかには立ちあがって「患者の失敗した人生に言い訳を与えているだけだ」と非難する者もいたが、フェリッティは動じなかった。すると、同業者でCDCの医学疫学者が、その説が事実であれば医学全体にとって非常に大きな意義があると発言し、肥満だけでなく、あらゆる種類の疾患の患者に対して大がかりな調査を行ってはどうかと提案した。フェリッティはそれに同意した。実際、大規模な調査によって、より広範な社会的パターンを――発見できるかもしれないと考えていたのだ。それは、小児期におけるさまざまな種類の逆境と成人後の深刻な健康問題の関連についてであった。

フェリッティはCDCとタッグを組むことにした。当時、カイザー・パーマネンテの予防医学部・健康評価局では、毎年5万8000名の成人に対して、他に類を見ないほど広範囲に及ぶ健康診断および評価を行っていた。CDCで冠動脈性心疾患とうつ病の関係を研究していた医学疫学者のロバート・アンダはサンディエゴのクリニックを訪れ、そこを疫学研究の拠点とするようフェリッティに進言した。これだけ大量のデータがあれば、小児期に何らかの逆境を経験した患者が心臓病、自己免疫疾患、がんといった生活習慣病にかかる可能性が高いことを証明できるかもしれない。

フェリッティとアンダは、健康診断に来た2万6000名の患者に対して「小児期の出来事が成人後の健康に与える影響に関する調査に関心があるかどうか」を尋ねた。すると1万7000名以上が調査に応じた。

フェリッティが当初行った286名との面談結果をもとに、アンダはアンケートに質問事項を追加して新たな調査方法を確立した。質問は10種類の逆境、つまりACEに焦点を当て、患者の小児期と思春期の境遇を調べることを目的とした。

最初の5つは本人についての質問で、小児期や思春期に経験した精神的または身体的なストレス要因に関するものだ（親による侮辱、暴言、暴力、性的虐待など）。さらに、家族の誰からも大事にされていない、家族どうしの仲が悪い、誰も守ってくれないと感じていたかどうか、清潔な服や十分な食べ物を与えられず、病気のときに病院へ連れていってもらえないなどのネグレクトがあったかどうかについても尋ねている。

残る5つの質問は家族に関するもので、自身の育った家庭環境を明らかにする。別居や離婚によって親と離れて暮らしていたかどうか、母親に対する暴力や暴言を目撃したことがあるか、家族にアルコールなどの依存症者はいなかったか、家族にうつ病などの精神疾患の患者または問題行動を起こす者、もしくは自殺の危険がある者がいなかったか、家族に服役中の者はいなかったか。フェリッティとアンダの研究参加者は、これらの質問に答えたのちに、小さいころの逆境やトラウマとなった経験の数に応じてACEスコアが割り振られる。

10の質問は、いずれも家族が健全に機能していないことを示している。

そして、この10の質問をもとに、ACE研究が生まれた。

本書の15ページの「逆境的小児期体験（ACE）調査を行ってみよう」で質問に答えた読者は、ここでもう一度見直してみてほしい。そうすれば、自分自身と健康について、より理解を深めることができるだろう。

年月で癒せない傷もある

フェリッティとアンダが調査した患者は、生活の問題は抱えておらず、社会的に不利な立場でもなかった。平均年齢57歳、４分の３は大卒。いずれも教育水準の高い〝成功した〟男女で、ほとんどが健康保険に加入して定職に就いている中産階級の白人だった。したがって、フェリッティもアンダもＡＣＥ質問紙の「はい」の数はかなり少ないと考えていた。

ところが結果は、「はい」の数が予想をはるかに上回った。参加者の約3分の２（64パーセント）が１つ以上の項目で「はい」と答えたのだ。つまり、18歳になるまでに少なくとも１つは逆境を経験していることになる。そして、１項目に「はい」と答えた人の87パーセントがさらに別の逆境を体験していた。ＡＣＥスコアが「２」以上の人は40パーセント、「４」以上は12・５パーセントだった。

ＡＣＥスコアがゼロだった参加者は３分の１にとどまった。

フェリッティとアンダは、各個人のＡＣＥ項目の数と成人後の病気や身体の不調に相関関係があるかどうかを調べた。

その結果、両者は密接に関わっていることが判明し、アンダは「驚いた」だけでなく胸が締めつけられた。

「思わず泣いた」とアンダは語る。「どれだけ多くの人が苦しんできたかということを知って、涙が出た」

フェリッティもひどく衝撃を受けた。「想像をはるかに超えた発見だった。子ども時代の困難な出来事と成人期の発病の相関関係によって、人間の健康と病気に対して、これまでとはまったく異なる新たな視点が生まれた」

フェリッティが言うように、これは「これまで誰も口にできなかった、多くの苦しみの原因が特定された瞬間」だった。

患者が直面したACE項目の数によって、成人期にどれだけ医療を受けるかを概ね予測することができた。ACEスコアが高ければ高いほど、その後の診療回数は多く、説明のつかない身体の症状も増えた。

ACEスコアが「4」の人は「0」の人にくらべてがんと診断される確率は2倍。スコアが1点増えるごとに、成人後に自己免疫疾患で入院するケースは20パーセント上昇する。「4」の人がうつ病となる可能性は「0」の人の4・6倍だった。

ACEスコアが「6」以上の人は寿命がおよそ20年短かった。

この明確な相関関係は、小児期のトラウマを抱えていると、慢性的な不安を抑えるための自己対処法として喫煙、飲酒、過食に走りやすいためではないか――フェリッティとアンダはそう考えた。だとしたら健康状態が悪いのも当然だ。だが、こうした不健康な対処法はよく見られるものの、主たる原因ではなかった。たとえば、ACEスコアが「7」以上の人は、飲酒も喫煙もせず、肥満や糖尿病でもなく、コレステロール値が低くても、心臓病のリスクが「0」の人の3・6倍という結果が出た。

成長期に経験した精神的・身体的逆境による慢性的なストレスが、何十年もたってから病気を引き起こしていたのだ――健康的な生活習慣を身につけているにもかかわらず。この調査の数年後には、第2章で説明するように、こうした早期のストレスが病気に変換される仕組みが解明されることとなる。

フェリッティは力説する。「時間はすべての傷を癒すわけではない。人にはどうしても克服できないものがある――たとえ50年の歳月が過ぎても。逆に時間は傷を覆い隠す。そして人間は、子どものころの精神的なショックを大人になってから器質性疾患に変える」

こうした病気には、自己免疫疾患、心臓病、炎症性腸疾患、片頭痛、持続性抑うつ障害など慢性的なものが多い。現在でも、医師はこれらの症状に頭を悩ませている。なぜこれほど患者が多いのか。どうして特定の人がかかりやすいのか。治療がきわめて難しいのはなぜなのか。

79歳のフェリッティは頭も眉もすっかり白くなったが、ACE研究に関して、その後もアンダとともにさらに74の論文を発表した。現在では2人とも、小児期の逆境が身体に影響を及ぼし、生涯にわたる慢性疾患や健康悪化の原因となることを世界共通の理解とした広範囲の研究の父と見なされている。こんにちでは1500以上の研究でACE調査が引用され、世界保健機関（WHO）は14カ国で健康悪化につながる可能性がある精神的苦痛や心的外傷の検査にACE質問紙を採用している。アメリカでは、29の州とワシントンDCにおいて公衆衛生の改善にACE質問紙が利用されている。

調査が進むにつれて、逆境の経験と成人病の深い関係について徐々に詳細が明らかになってきた。デューク大学、カリフォルニア大学サンフランシスコ校、ブラウン大学における研究では、小児期の逆境は人間を細胞レベルで傷つけ、細胞を老化させて寿命を縮めることが明らかになった。子どものころにストレスに直面した大人は「テロメア」と呼ばれる部分（DNAストランドの末端にあり、染色体を保護する役目を持つ）がより短くなる。すると病気にかかりやすくなり、老化のスピードが速まる。テロメアが老化して尽きると細胞の寿命が尽き、その結果、私たちの寿命も尽きるのだ。

特定のACEと病気の範囲との相関関係も判明した。たとえば、子どものころに両親を失くしたり、精神的または身体的虐待を受けたり、ネグレクトを経験したり、両親の喧嘩を目撃したりした人は、大人になってから心疾患、肺疾患、糖尿病、頭痛、多発性硬化症、紅斑性狼瘡を発症する確率が高い。同様に、がんや脳卒中の危険も高くなる。子ども時代に困難な環境に身を置くだけで、成人期に慢性疲労症候群（筋痛性脳脊髄炎）を患う確率が6倍に増える。親を失った子どもはうつ病のリスクが3倍、両親が離婚した子どもは一生のうちに脳卒中を起こす確率が2倍となる。

身体は覚えている――そして語る

母親が家を出たのはカットがまだ5歳の少女のときだった。離婚はやむをえなかった。カットは両親が喧嘩をしているときに「父が母のかけていた眼鏡をつかんで床に投げつけて、かかとで踏みつぶした」ことを覚えている。

ある日、母親はカットを車に乗せて父親が営む絨毯のクリーニング会社へ向かった。会社に着くと、母親はカットにウッドパネル仕様のステーションワゴンの「いちばん後ろ」でじっと待っているように言った。「すぐに戻ってくるからね」と5歳の娘に言い聞かせた。「ママはパパとお話があるの」。カットは車に寝そべって、楽しく塗り絵をしていたことを覚えている。しばらくして悲鳴が聞こえたような気がした。驚いて顔を上げたが、母親が戻ってくる様子はない。どれくらいの時間が過ぎたのかわからなかったが、車の中は暑く、おなかがすいて、急に母親に会いたくなった。そこで車から降りて建物に向かった。正面のドアは鍵がかかっていたので、横に回って、父か母がいないかどうか、背伸びをして窓から中をのぞきこんだ。

待合室の向こうに父親のオフィスのガラスドアが見える。そしてガラス越しに、母の足首が床の上にあるのが見えた――「母は絨毯にうつ伏せになっているようでした。ちっとも動かなかった。私はドアを開けようとしたけれど、びくともしなかった。何度もがちゃがちゃ動かした。それでも誰も気づかず、誰も出てこなかった。私は車に駆け戻って、中でじっとうずくまっていました」

数分後、父親が来て言った。「キティ、ママは電話をしているんだ」とにっこり笑う。「パパの家に行こう」。カットはステーションワゴンを降りて父の車に乗った。「運転しているあいだ、父はいかにも楽しそうに私に笑顔を向けていました」

カットは当時の新聞の切り抜きやニュース映像をいまでも保存していた。警察は父親が母親を殺したのではないかと疑っていたが、遺体は発見されなかった。ステーションワゴンは町外れで見つかったが、シートにも、父親のオフィスの絨毯にも血痕は残っていなかった。

刑事はバービーとケンの人形を使ってカットに場面を再現するよう指示し、目撃したことを事細かに裁判で証言させた。カットは証言台に立ち、「クマのぬいぐるみを抱きしめながら、みんなの質問に答えました。法廷の反対側から父が子犬のような目で私をじっと見つめていた。その目は〝おまえはパパが誰も傷つけていないと知っているだろう〟と訴えていました」。けれどもカットは言う。「横たわっていた母の足、母がちっとも動かなかったこと、いくら待っても車に戻ってこなかったことがいまでも脳裏にフラッシュバックします。あのとき、何かひどいことが起きたのは確かでした」

陪審員はカットの証言を信じ、父親は刑務所行きとなった。

カットが8歳のとき、父親は刑務所からワシントンポスト紙に宛てて手紙を書き、罪を告白しておぞましい犯行の詳細を明らかにした。彼はカットの母親の頭部を切断し、頭蓋骨や歯を粉々に砕いてポトマック川に捨てた。体は埋め、会社の絨毯洗浄機で車やオフィスの血痕をきれいに消し去った。

供述に基づいて地面を掘ると、母親の遺骨が見つかったが、父親はすでに過失致死罪で有罪となっているため、自白後に同じ犯罪で裁判にかけることはできなかった。第一級殺人で終身刑となる代わりに、過失致死罪の10年の懲役で済んだのだ。

カットの親族は2度目の葬儀を行った。「最初のときは遺体がありませんでした」とカットは語る。「でも、2度目は遺骨と対面した。親戚たちは私に母の骨を見せて、母が単に〝姿を消した〟だけではなかったことをわからせようとしました。私はその場に立ち尽くして、頭蓋骨のない母の骨の残骸を呆然と見つめていました。そこには愛するママの面影は何ひとつなかった。私を愛してくれたママの」

カットと私は、ボルチモアの歴史地区、フェデラルヒルにあるメトロポリタン・ホテル2階の薄暗い木目調のバーに座っていた。カットが母親の骨を目にしたときのことを話すと、私たちはしばらく黙りこんだ。

10月上旬の夜、外の空気は温かく小春日和のように穏やかで、藍色の空には満月が浮かんでいた。バーの暗い木目板とでこぼこした煉瓦の壁は、あたかも怪談のために用意された背景幕のようだった。ある意味では、カットの話は怪談だ。過去に取りつかれた女性の話。39歳となったいまも、死者や生存者の亡霊から逃れようともがいている女性の話。

ひとり残された少女カットは東海岸の親戚の家を転々とし、高校入学までの時期に4つの家庭で過ごした。そして高校時代に、「ジーマ（G－Ma）」と呼んでいた母方の祖母の家に移った。母親が殺されたことは誰ひとり口にしなかった。「親戚のあいだでは、私の過去は〝大きなタブー〟でした。私が父を刑務所に送りこんだことも含めて」とカットは語る。高校では優等生として振る舞い、4つのスポーツで代表チームに入った。けれどもその裏で、「ひそかにアルコールの力に頼っていました。でないと、夜になってあたりが静まりかえると眠れなかったから。ベッドに横になったまま、ひどいパニックに襲われました」

カットは大学に進み、落第したものの、復帰してどうにか卒業した。その後は広告業界に就職したが、ある日、不満を覚えて辞めた。そして奨学金で大学院に戻り、教師となった。だが、同僚の教師との関係がうまくいかなくなると、その仕事も辞めた。34歳のときに兄とその家族を頼ってハワイへ移り住み、駐車場係のアルバイトを見つけた。「一日中仕事をしてから、兄の家の屋根裏部屋に戻ってベッドに潜りこんで、不安に胸を押しつぶされそうになりながら絶望と孤独を感じていました」

その後、カットは東海岸に戻ることを決意し、ニューヨークのブルックリンに居を定め、バーテンダーとして働きはじめた。

「あのころが人生のどん底でした」とカットは断言する。「34歳、修士号を持っているのに駐車場係やバーテンダーをしている。まさに歩く悲哀そのもの。心を落ち着けることができなかった。とにかく、どんなに懸命に人生を変えようとしても、どこにも行き着く先がないと思いこんでいたんです。自分の居場所がなかった」

やがて、心を蝕んでいた子ども時代の精神的なストレスが体に表れはじめた。何十年分もの苦しみが表面に湧き出てきたかのように。手、脚、腹部など、いたるところに発疹が出た。そのころの写真を見ると、ほぼ全身が赤くただれているのがわかる。

「耐え難い痛みで眠れませんでした。寝返りも打てなくて、ひっきりなしに体じゅうを引っ掻いていました。一日の終わりには膿んだ傷口に服が張りついてしまって、下着を体から剥がさなければならないほど。とにかく痛くてたまらなかった」

最初にかかった医師はプレドニゾン【訳注　免疫抑制作用を持つ合成副腎皮質ホルモン剤】を大量に処方したが、かえって症状は悪化した。「関節が肥大して腫れあがりました」

職場には毎日自転車で通っていたが、「片足でペダルを漕いでいました。もう片方の膝がぱんぱんに腫れて炎症を起こしていたせいで、まったく曲がらなかったから」。

皮膚や関節の燃えるような炎症の原因を突き止めるために、カットは別の医師、さらにもう1人の医師のもとを訪ねた。血液検査の結果、白血球の数が大幅に減少し、骨髄の機能が低下していることがわかった。そして自己抗体の量が著しく増えており、紅斑性狼瘡やリウマチ性関節炎といった結合組織疾患が疑われた。

カットはさらに何人かの医師を訪ね、従来の治療に加えて根本的な解決法を探そうとした。そして、ある1人の医師がカットの家族や身の上について尋ねたあとで、人生を決定的に変える質問をした。その医師はこう聞いた。「30年前の大きな精神的ストレスが現在の身体の炎症に関係あると考えたことはありますか?」

「まさに青天の霹靂でした」とカットは打ち明けた。自分の育った環境を考えると、大人になって幸せを感じるのが難しいかもしれないとは考えていた。だが、「5歳のときの出来事と、それから30年後の免疫システムの故障に生理的な関係があるとは夢にも思っていませんでした」

その医師はカットが完全に見落としていたことを指摘した。彼女はショックを受けた。「あなたのお母さんは35歳のときに殺されたと言いましたね」。医師はカルテを見て、カットの生年月日に目を留めて言った。「もうすぐ誕生日ですね。あと数週間で、あなたは35歳。お母さんがお父さんに殺されたときの年齢に追いつきます」

その瞬間、「目からうろこが落ちました」とカットは言う。「子どものころの経験と体の不調に関連があるなんて考えたこともありませんでした。だけど心の奥底で、先生の言っていることは正しいとわかっていた。私はずっと自分の過去、身の上、苦しみから逃げていて、またしても自分自身にぶつかったんです」

そうした精神的な苦しみや有害なストレスがカットの頭と心を打ちのめしたのだ——そして体も。

カットは指をVの字に広げて男の子のような前髪をかきあげ、明るい茶色の目をあらわにした。「自分の身に起きていることを理解するための手がかりを得て、ほっとしたのは確かです。でも、先生の言ったことを考えれば考えるほどやりきれなくなった。何度も自問しました。あのころにあれほどの苦しみや悲しみを経験しなかったら、いまごろ私はどんな人間になっていたんだろうって」

もっと幸せな子ども時代を送っていたら、はたして人生はまったく違っていたのだろうか。いまからでも、何ごともなく成長した健康な人間に戻ることはできるのか。

1つの大きな疑問がカットの頭の中を占めるようになった。「壊れて傷ついた自分が、私の人生で本当になりたい自分に勝つはずがないと、どうしたら確かめることができるのだろう」

ローラやジョン、ジョージアの場合と同じく、カットの話は、過去が何十年ものあいだ静かな時限爆弾のごとく私たちの中で時を刻んでいたことを物語っている。そして設定された時間になると、体は過去を忘れていないことを知らせる細胞単位のメッセージを発するのだ。

カットの場合は、家族の機能不全に関する次の項目でACEスコアが加点される。(1)家族の誰からも愛されていない、あるいは自分のことを大事で特別な存在だと思われていない、家族が互いに関心がないと頻繁に感じていた。(2)自分を守ってくれたり、面倒を見てくれたりする人がいないと頻繁に感じていた。（3）母親が脅かされるのを目撃した（おまけに、そうとは知らずに母親の殺害の目撃者となった）。（4）ごく近い家族（父親）が刑務所に収監された。

最後に（5）両親を失っているため、さらにACEスコアが1点加わる。

すなわち、カットのACEスコアはきわめて高い「5」となる。

それでも、20歳か30歳のころのカットに会っていたら、子ども時代のトラウマと成人した彼女を苦しめる健康――そして人生――のさまざまな障害との関連には誰も気づかなかっただろう。

職場の上司は、カットが怠けてみずからチャンスを狭めているだけだと考えていたにちがいない。当時の友人は、カットのことを身勝手で大げさで、本人の言うとおり「すぐに被害者面をして、ちょっとした誤解でも他人を責める」人物だと思っていたかもしれない。ほとんどの医師は、カットに子ども時代のことについては尋ねず、家族のがんや心臓病の病歴を質問しただけだった。そして効き目の強い最新の抗うつ薬、抗不安薬、ステロイド、免疫抑制薬の服用を勧めた。それらの薬や軟膏だけで症状が改善すると考えて。

だが、実際にはカットの経験したストレスが免疫システムや脳の灰白質に影響を及ぼし、ストレス反応レベルを悪化させた。その結果、母親が亡くなったのとまさに同じ年齢で炎症や自己免疫疾患の餌食となったのだ。

ローラの場合はどうか。彼女のＡＣＥスコアは「４」だった。ＡＣＥ研究によると、ローラは思春期の心理的なトラウマに関する次の項目で加点される。（１）同居する大人から日常的に暴言や侮辱を受けていた。（２）家族の誰からも愛されていないと頻繁に感じていた。（３）自分を守ってくれたり、面倒を見てくれたりする人がいないと頻繁に感じていた。（４）両親が離婚して、片方の親（父親）がローラの人生から姿を消した。

それでも、20歳のころのローラは聡明で前途有望な女性に見えた。「目には見えないだけで、体の奥の細胞がいつも震えて」いたことも、40代半ばには心臓病の初期症状に苦しむことも想像がつかないだろう。

実際、このＡＣＥと成人期の健康の関連を結びつける画期的な研究が自分の健康問題に新たな光を投げかけたことに、ローラ自身も驚いている。「自分の子ども時代が逆境に満ちていたとは考えたこともありませんでした」とローラは語る。「ただそういうものだと思っていたんです。両親の喧嘩を目の当たりにしたり、両親の離婚を経験したり、精神を患っている親から批判的なことを言われつづけたりしたのは私だけではないから。私はどうにか抜け出して人生を立て直した。誰だってそうしますよね？」

だが、ローラは認めた。「何度も考えました。自分の何がいけないのかって。クライアントと対立したり、夫とのあいだにちょっとした誤解があっただけで、何時間も不安や恐怖に駆られるのはなぜだろう。私の不安センサーはどうしてつねに全開なのか。なぜ46歳の若さで心臓病を患い、除細動器を胸に埋めこんでいるのか」。ACE研究のおかげで、ローラは答えを理解した。

ジョンのACEスコアは「3」になるはずだ。親から頻繁に暴言を受けた。母親が傷つけられるのを目撃した。父親は、診断は下されていないものの明らかに行動障害――おそらく自己愛性パーソナリティー障害かうつ病、あるいは両方――を患っていた。

ジョージアのACEスコアも「3」だ。

カット、ローラ、ジョン、ジョージアだけに限った話ではない。アメリカの成人の3分の2が、大人になってからも人知れず子ども時代の傷を抱えており、その傷が日常の健康や幸せにどのような影響を及ぼすかということにほとんど、場合によってはまったく気づいていない。

5歳や15歳のときの出来事が原因で、私たちは30年後に病院へ行くかもしれないのだ。たとえその出来事が、新聞に大きく載るようなものであろうと、自宅のリビングで誰にも気づかれることなくひそかに起こるものであろうと。

新・万物の理論

子ども時代のトラウマ、脳の構造、成人期の健康の相関関係は、精神生物学の新たな「万物の理論」と呼ばれている。心理学の世界では数十年ごとに画期的な「万物の理論」が登場し、私たちがなぜいまの自分であるのか、どうしてそうなったのかを理解するための新たな指針となる。20世紀初めには、フロイトの精神分析理論が、私たちの起きている時間や夢のほとんどは無意識に支配されているという考えを提示し、「自我」という概念を生み出した。ユングの理論は人間を内向性と外向性に分類し、これをもとにブリッグスとマイヤーズは性格タイプ指標を開発した。最近では、神経科学の分野において、「1歳〜3歳」までが脳の発達において重要なシナプス形成期であることが発見され、ヘッドスタート・プログラム【訳注 アメリカの低所得者層の3〜4歳児を対象にした就学支援プログラム】やプリスクールが誕生するきっかけとなっている。

こんにちでは、ACEを理解することによって、自己認識や人間形成のプロセス、他人を愛する理由、よりよい子育ての方法、潜在能力を引き出す方法に対する考え方が大きく変化している。

ACE研究のおかげで、身体的苦痛も精神的苦痛も人間の免疫システムの複雑な働きに起因することが明らかになった。免疫システムは体の動きを制御するコントロールセンターの役割を果たしている。幼少時に受ける脳の刺激がこのオペレーティングシステムに対して生涯にわたるプログラムを作成し、体も脳も心もすべて支配する。

この新たな「万物の理論」の統一原理は、精神的な履歴が身体的な履歴となるということだ。そして、この2つが今後の人生の大筋を決定する。

言い方を変えれば、子どものころの環境によって脚本が書かれ、人生はそのとおりに展開するというわけだ。

「軽度」の小児期逆境も見過ごせない

成人期の慢性的な健康問題につながる生物物理学的な変化をもたらすのは、深刻な虐待だけではない。

「われわれが調査した10種類の逆境は、いずれもほぼ同じダメージを与えていた」とフェリッティは言う。1万8000名以上の回答を分析した結果、特定のACEが突出して影響を及ぼすわけではないことが判明した。たしかに、性的虐待などは被害者に対する世間の目が厳しいという点でとりわけ耐え難く、身体的な虐待は明らかな暴力行為ではあるものの、それぞれの結果に大きな差異はなかった。興味深いのは、親から繰り返し屈辱を与えられたケースでは有害な影響がわずかに増え、成人期に病気やうつ病となる可能性が高くなるということだ。親から非難や侮辱を受けている、あるいは親がアルコール依存症やうつ病であるだけで深いACEの足跡が残り、生涯にわたって脳や免疫の機能が損なわれる。

アンダによれば、この調査で明らかになったのは「氷山の一角」に過ぎないという。

同じように考える研究者は多い。この数年間で、ACE研究に含まれない小児期のストレス要因を特定するさまざまな方法が模索されてきた。たとえば2014年にはケンブリッジ大学で、14歳の子どもを持つ親に対して、生後から11歳になるまでの期間に子ども（または家族全体）が経験した悪い出来事や困難な状況を尋ねるアンケート調査が行われた。質問事項は、激しい口論や両親の不和から家族間の愛情やコミュニケーション不足まで、「家族に関する」問題に限定した。

その後、対象の子どもが17歳、18歳、19歳の時点で脳の画像検査を行った結果、家族間の愛情の不足や両親の仲たがいなど、ごく一般的ではあるが、比較的長期間、機能不全家庭に身を置いていた子どもは脳の発達に変化が表れ、大きさも容積も減少することがわかった。

12歳以上の子どもに対しては、程度の軽い幼少時の心の傷やネグレクトによる、目に見えない長期の影響を調べるために、小児期心的外傷質問票（CTQ）を使用した。この質問票は、「家族の誰かに侮辱されて傷ついた」「家族の誰かに〝ばか〟〝なまけ者〟〝不細工〟などと呼ばれた」などの項目に、「一度もない」「ほとんどない」「たまに」「頻繁に」「日常的に」の選択肢から答える形式になっている。

CTQでは、「家族が力となり支えてくれた」ことは「ほとんどない」、あるいは「愛されていると感じた」ことは「たまに」だけといったように、肯定的な記述に対する否定的な回答にも着目する。このように回答者から幼少時における微妙な精神的経験を聞き出した結果、親や家族による愛情不足や軽いネグレクトと、発達段階の脳へのダメージ、成人後の健康問題の顕著な科学的関係を立証することができた。

長期にわたる両親の不和。軽い侮辱、非難、蔑み。長期のからかい。心の中では互いに憎みあう両親の円満な離婚。早すぎる親との別れ。子どもをけなす、精神的に不安定、自己愛性人格、躁うつ病、アルコール依存症、薬物依存症、うつ病の親と暮らしたことによる心の傷。身体的または精神的な虐待、ネグレクト――こうした家庭は掃いて捨てるほどある。また、幼少時の家族以外のストレス要因も成人期の健康に影響を及ぼす恐れがあることも少しずつ明らかになっている。具体的には、けがや病気によるトラウマ、いじめ、犯罪の多い地域での生活など。それぞれの逆境体験の詳細は家庭ごと、地域ごとに異なるが、いずれも発達段階の脳の灰白質において同様の化学変化を起こす前触れであることに変わりはない。

フェリッティが述べているように、「幼年期や小児期は終わることなく、乾いていないセメントに残る子どもの足跡のように一生消えない」。あるいはT・S・エリオットが『四つの四重奏』(岩波文庫)で書いているように「わが初めこそわが終わり。」のだ。

このように小児期のトラウマと成人期の病気には明らかな相関関係があるものの、言うまでもなく、成人病を引き起こすのはACEだけではない。生活様式、遺伝、環境有害物質、食習慣など、病気にはさまざまな原因がある。したがって、子どものころの出来事だけで大人になってから病気になるわけではない。そして、幼少時のトラウマや逆境と成人期の発病との関連を理解するだけで病気を治すこともできない。

だが、フェリッティとアンダの研究は、現在抱えている健康問題に小児期が大きな影響を及ぼしていることを知らなければ、回復が難しくなる傾向を示している。

それを受けて、こんにちアメリカ各地の研究室では、神経科学者たちがいまだ謎の多い脳と体の関係を調べ、幼少時や思春期のストレスが成人後にふたたび表れて体や細胞、そしてDNAまでも変えてしまうプロセスを生物化学レベルで解明するべく懸命に取り組んでいる。

第2章
異なる逆境が同じ病気を引き起こす

「幸福な家庭はどれも似たものだが、不幸な家庭は、いずれもそれぞれに不幸である」――このトルストイ『アンナ・カレーニナ』の冒頭の言葉は「アンナ・カレーニナの法則」と呼ばれる。失敗はさまざまな形で起こりうるが、成功するためにはどんな失敗も許されないため、はるかに難しいということを意味する。

幸福な家庭は、正しいことではなく間違っていないことをして築くものだとも言えるかもしれない。ACE研究によると、何らかの問題が一つでもあった家庭で育った子どもは64パーセントにのぼる。つまり、私たちは幼少時に少なくとも1つの逆境を経験しているということだ。不幸の形は家庭ごとに異なるかもしれない。だが、小児期の逆境を研究している神経生物学者によると、すべての不幸な家庭に共通する点が1つだけある。機能不全の家庭で育ち、長期間の逆境を経験した子どもは、脳の構造が変化して損傷を受けるが、それぞれの立場、暮らしていた地域、家庭でどんな不幸な出来事があったかということにかかわらず、その傷はきわめて似たものである。

生い立ちが身体をつくる

有害な小児期のストレスが脳を変化させるプロセスを理解するために、まずは正常なストレス反応について説明する。

たとえば、ベッドに横たわっているとしよう。午前1時、家族はみんな眠っている。ふと階段が軋む音が聞こえた。続いてもう一度。誰かが廊下にいるようだ。たちまち警戒心が強まる――何が起きているのか考える前に。このとき「視床下部《ししょうかぶ》」と呼ばれる脳の小さな領域から下垂体と副腎を刺激するホルモンが分泌され、全身に送り出される。そしてアドレナリンとコルチゾールによって免疫細胞から強力なメッセンジャー分子が分泌され、免疫反応を促す。すると、ベッドに横になって耳を澄ますうちに脈が速くなり、腕の毛が逆立ち、筋肉が収縮する。体や命を守るための戦闘準備が整うのだ。

やがて、それが夜中にこっそりシリアルを食べた子どもが戻ってきた足音だとわかると、体がリラックスする。筋肉は緩み、腕の毛は元通りになる。視床下部、下垂体、副腎（HPA軸）は落ち着き、あなた自身も冷静さを取り戻す。

健全なストレス反応では、体はストレスに対してすばやく正確に反応する。ストレスの多い出来事が終わると、闘争・逃走反応は収まる。体内システムが回復し、正常な状態に戻る。つまり、ストレスのサイクルを一周して元の位置に戻ったことになる。

そうはいっても、感情が実際に体に与える影響も見過ごすことはできない。感情は体と深く結びついている。その証拠に、私たちは日ごろ「胃が締めつけられるよう」「胸が詰まる」と感じたり、身近な人や同僚を「頭痛の種」と見なしたりする。

精神的なストレスと身体の炎症には大きな関係がある。怒り、不安、心配、懸念、後悔、悲しみ、喪失感といったストレスの多い感情を抱くと、HPA軸からコルチゾールや炎症性サイトカインというストレスホルモンが分泌され、その結果、炎症が起こるのだ。

あなたの免疫システムがウイルスや細菌の感染と戦う状況になったとしよう。すると大量の白血球が炎症部位に放出される。白血球は、浸潤性の病原菌を破壊して組織の損傷を修復するために炎症性サイトカインを分泌する。ところが、このサイトカインの調整がうまくいかなかったり、数が増えすぎたりすると、組織を修復するどころか傷つけてしまう。この現象が体内で短期間に起こる際の最たる例が、トキシックショック症候群（TSS）だ。

そこまで極端ではないにしても、慢性的なストレスの結果、組織は少しずつゆっくりと損傷を受ける。体内システムが繰り返し過度の刺激を与えられると、ストレスに対する反応が鈍りはじめる。一見、そのほうが好都合に思えるかもしれない。ストレス反応が鈍くなれば炎症が起こりにくくなるのではないかと。

しかし本来、ストレス反応というのは大きなストレス要因に反応し、防御態勢をとり、体をリラックスさせてただちに元の状態に戻すものだ。問題は、多くの慢性的なストレスを感じると、ストレス反応が止まらなくなってしまうことだ。つまり、ストレスのサイクルが永久に回りつづける。元の状態には回復せず、つねにストレス反応のスイッチが軽く入った状態となり、少量の炎症性物質がたえず産生されることになる。そして神経内分泌系である視床下部、下垂体、副腎のHPA軸からストレスホルモンが継続的に分泌され、サイトカインの活性化や炎症を引き起こす。

簡単に言うと、慢性的なストレスによってストレスホルモンのバランスが乱れ、炎症の原因となるのだ。炎症とは、すなわちさまざまな症状や病気を意味する。

このように、ストレスホルモンには免疫機能や炎症プロセスを調整する働きがある。それゆえ、慢性的なストレスを抱えた人と高レベルの炎症や病気は深く関係しているのだ。

精神的ストレスが免疫システムに与える神経生物学的な影響に関する研究でマッカーサー・フェロー【訳注　マッカーサー基金から優れた独創性を発揮した人に贈られる奨学金制度】を受賞したスタンフォード大学のロバート・サポルスキー教授は、「ストレスホルモンの海に溺れると、ストレス要因そのものよりもストレス反応によってダメージを受ける」と述べている。

これまでの研究で、ストレスと体の炎症の関係は裏づけられている。たとえば、認知症の配偶者を介護するストレスを抱えた人には、炎症を引き起こすサイトカインの増加傾向が見られる。同様に、きょうだいの死を経験すると心臓発作を起こす確率が大幅に上昇する。妊娠中にきわめてストレスの多い出来事に遭遇すると、流産の危険が倍になる。深刻な金銭問題が発生すれば、数カ月以内に転倒してけがをするリスクが増える。子どもの死は多発性硬化症のリスクが3倍。強い不安や喪失感は「たこつぼ心筋症」と呼ばれる心疾患を引き起こす。これは左心室心尖部の一過性収縮低下をきたす疾患で、症状が心筋梗塞とよく似ているために誤診されることが多い。

子どもはなぜストレスのダメージを受けやすいか

精神的なストレスは、成人の体に生活を変えてしまうほどの影響を及ぼす。だが、小児期や思春期のストレス要因や逆境のほうが、より深い傷跡を残す。具体的には、長期にわたる言葉の暴力、心理的ネグレクト、親の離婚や死、うつ病や依存症で感情の起伏が激しい親、性的虐待、メディカルトラウマ、きょうだいの死、身体的暴力、地域社会（コミュニティー）における暴力などが挙げられる。いずれの場合も、ＨＰＡ軸（視床下部、下垂体、副腎）のストレス反応が変化し、炎症を引き起こすストレスホルモンが生涯にわたって増加する可能性がある。

成長期の子どもはＨＰＡ軸が発達段階にあり、健全な成長は日常的な環境の安全に大きな影響を受ける。家庭、地域社会、学校での出来事によって、若い脳が繰り返し過覚醒や不安の状態にさらされると、ＨＰＡ軸は何度も活動が活性化され、体内にはつねに炎症を引き起こす神経伝達物質が発生している状態となる。これによって、長く続く炎症や病気の原因となる生理的変化が起こりかねない。

過敏性腸症候群に苦しむ女性の半数以上は小児期のトラウマを抱えている。親の離婚を経験した子どもは、大人になってから脳卒中を起こす確率がきわめて高い。ACEスコアは、がん、肺疾患、糖尿病、喘息、頭痛、潰瘍、多発性硬化症、紅斑性狼瘡、過敏性腸症候群、慢性疲労などの疾患と密接な関わりがあることがわかっている。

該当するACEの項目が多いほど、成人後に心臓病を患う確率が高い。ACEスコアが「7」以上の場合、心臓病のリスクは3・6倍になる。

前述のローラは、言ってみれば進行の遅いたこつぼ心筋症を患っている状態だった。親を信頼することができなかった喪失感が、大人になってから心臓に表れたのだ。

医療逆境体験

ACEは両親の責任とは限らない。

ミシェルの両親は絵に描いたような幸せな家庭を築いていた。息子と娘に持てるかぎりの愛情を注ぎ、必要なサポートを惜しみなく与えた。「毎日が楽しかった」とミシェルは振りかえる。

ところが13歳のときに膀胱炎にかかり、抗生剤を処方された。「飲んでから24時間もしないうちに、頭が痛くなって発疹が出ました」

医師はウイルス性疾患だと診断した。

だが、発疹はおさまらなかった。ミシェルは明るい光に目を細めるようになったが、眼科医は原因を特定できなかった。上唇のまわりに水膨れができはじめたが、小児科医は匙を投げた。そこで両親は娘を総合病院へ連れていった。そこの皮膚科医は、ミシェルの症状について書かれた論文を読んだことがあり、スティーブンス・ジョンソン症候群（ＳＪＳ）ではないかと考えた。薬に対する深刻なアレルギー反応が原因の難病である。

ミシェルはニューヨークのコロンビア大学付属病院に入院したが、24時間もたたないうちに大きな手のひらサイズの水疱が全身に広がった。「最初は体の面積の30パーセントだったのが、みるみるうちに100パーセントになりました」。ミシェルはＳＪＳのなかでも重篤な中毒性表皮壊死症（ＴＥＮ）と診断された。ボウル大の水疱は「だんだんつながって合わさり、そのうち上半身がひとつの大きな水疱になりました。角膜にも水膨れができました」。

現在では、ＴＥＮの患者は耐え難い激痛のために人工的昏睡状態に置かれるが、ミシェルが発症した1981年当時は「ただ進行を見守るだけ」だった。病室は熱傷治療室の仕様に変更されたのだ。ミシェルの容態は火傷に似ていたため、火事から救出された患者と同じ処置が行われた。「体じゅうの皮膚が剥がされるようでした」。自分が体から分離するような感覚だったという。「あのとき、私と体は完全に分かれました。意思の疎通をやめたんです。あまりの痛みに耐えられなくて」

ミシェルは奇跡的に助かった。2カ月間、学校を休み、そのあいだ母親が懸命に看病した。少しずつ以前の生活リズムを取り戻した――ミシェルの心の中で不安が消えないことを除けば。毎年、入院した日が来るたびに「髪の毛が抜けて、それから少しずつ生えてきました」。ミシェルはペンシルベニア大学に入学し、努力して卒業したが、そのあいだもずっと「不眠症と悪夢に苦しみました」。20代後半になると、慢性疲労、EBウイルス感染症、過敏性腸症候群と診断された。「全身の筋肉がひどく痛んで、慢性鼻炎にもかかりました。痛みのせいで5分とじっと座っていられないほどでした」。肝酵素値は「とてつもなく高くて、次から次へと原因不明の病気がやってきました」

そして35歳のとき、かかりつけの医師はミシェルを座らせ、「骨粗しょう症がかなり進んでいます」と告げた。骨が脆くなっているというのだ。「きちんと治療しないと、10年もしないうちに骨が自然に崩れてしまうでしょう」

ミシェルが子ども時代に経験した逆境は、家庭とは無関係だった。それでもストレスは計り知れず、そのストレスが発達段階の免疫システムや細胞に与えた影響も深刻なものだった。

人生は複雑で混沌としており、苦しみはさまざまな形で訪れる。悪いことも起こる。両親の病気や死。とつぜんの事故。メディカルトラウマも例外ではない。

小児期のさまざまな種類の逆境がきっかけとなる体質の変化や炎症が、何年もたってから自己免疫疾患や心臓病、がんを引き起こすのはなぜなのか。

決定的な遺伝子スイッチがオフになる

ひときわ肌寒い12月の朝、私はメリーランド医科大学で神経科学を研究するマーガレット・マッカーシー教授とボルチモアのコーヒーショップで待ちあわせた。マッカーシーは多忙だったため、私たちはスープを買って彼女のオフィスへ向かった。

4つの部屋から成る研究室の廊下に入ると、うさぎのぬいぐるみを持ってほほ笑む少女の写真に「研究は命を救う」と書かれた大きなポスターが目に飛びこんできた。マッカーシーは長年、医学生や大学院生に科学を教え、高校生も「科学に興味を持たせるために」アシスタントとして研究室に受け入れている。

小児期の逆境と脳の発達の変化を明らかにした研究について、マッカーシーが説明してくれた。「幼少時のストレスは脳に変化を起こし、免疫システムがリセットされます。その結果、ストレスにまったく反応しなくなるか、逆に過剰に反応してストレス反応を止めることができなくなります」

このストレス反応の変化は「エピジェネティクス」と呼ばれるプロセスで見られる。これは遺伝子を超えた変異で、幼少時の環境によって体内で有効な遺伝子が永久に変わってしまう。

環境要因にはプラス（温かい家庭、健康的な食生活、きれいな水や空気）もマイナス（ストレスの多い状況、貧しい食生活、感染、有害物質）も両方含まれる。

エピジェネティクス変異は遺伝子メチル化によって発生する。マッカーシーによれば、「私たちのDNAはただ存在するのではなく、しっかりと結合してタンパク質に保護されており、それが染色体を作りあげています。遺伝情報（ゲノム）の内容に関係なく、ゲノムがどのように表現されているかが重要となります。遺伝子をきちんと表現するには、染色体が無傷で、特定の遺伝子に向けて花のように開いていなければなりません」

マッカーシーは両手の指を広げて説明する。「たとえば、花が咲く場面を想像してみてください。ところが開いてみると傷におおわれていた」そう言って、急に動かなくなったかのように何本かの指を折りたたんだ。「そのせいで本来必要な栄養が行き渡らなくなります。DNAが開くときにメチル化のマークがあれば、その遺伝子は本来の情報を正しく伝えることができません」

そうした「エピジェネティック・サイレンシング」が起こると、メチルグループと呼ばれる小さなマーカーが脳内のストレスホルモン受容体の活動を制御する遺伝子につけられる。このマーカーは、成人期に海馬《かいば》のストレスホルモンを調整するゲノムにおいて、重要な遺伝子のスイッチをオフにする。脳が生来のストレス反応を制御できなくなると、つねに過覚醒で反応している状態になる。すると炎症を引き起こすホルモンや物質が微量ながらも放出されつづける。

言い換えると、脳が発達段階にある子どものころに、繰り返し闘争・逃走反応の状態にさらされると、慢性的なストレスのせいで、ストレス反応を調整する遺伝子に対して機能をオフにするマーカーが立てられ、脳は生涯にわたって反応を正しく調整できなくなるのだ。

イェール大学医学部で児童青年研究教育（ＣＡＲＥ）プログラムの責任者を務めるジョアン・カウフマンは、虐待やネグレクトのために両親から離れている子どもと、見たところ幸せな家庭で暮らしている子ども、それぞれ96名ずつについて唾液のＤＮＡを分析した。その結果、困難な状況にある子どものＤＮＡでは、約３０００のＤＮＡ部位と23本の染色体すべてにおいて、エピジェネティック・マーカーに大きな違いがあることがわかった。

虐待され、両親から引き離された子どもは、ストレス要因に対する正しく効果的な反応を決定するヒトゲノムの特定の部位でエピジェネティック変異が見られた。

ウィスコンシン大学の心理学部教授で子どもの感情研究所所長であるセス・ポラックは、逆境やトラウマの経験がある子ども50名を調査し、ストレスを管理する遺伝子に変異を発見した。この遺伝子は、ストレス要因を感知するとコルチゾール反応を抑えて体を元の状態に戻そうとするものだが、損傷を受けているために、体はストレス反応を軽減することができなかった。「必要不可欠なブレーキが利かない状態」だとポラックは言う。

逆境を経験した子どもの場合、これは何百とある遺伝子変異の一つにすぎない。

小児期や思春期にＨＰＡ軸に負荷がかかりすぎると、長期にわたる副作用が表れる。ストレスを受けた時点での影響だけでなく、子どものころに慢性的なストレスを受けると、その後の人生におけるストレス反応が生物学的に再プログラミングされてしまう。その結果、30歳、40歳、50歳……となるにつれ、内分泌腺や免疫の機能から体や細胞を攻撃するストレスホルモンがいつ量産されてもおかしくない状態となる。ストレスの制御システムが損傷を受けると、私たちはストレスに過剰に反応し、過敏な状態から自然に元に戻る力が低下する。つまり、つねに反応していることになるのだ。

たとえて言うなら、通常の場合はストレスが高くなるとストレスホルモンや物質が点滴され、危機が過ぎ去ると点滴は終了する。ところが、幼少時の逆境のせいで脳にエピジェネティック変異が起きた子どもは、毎日、炎症を促す闘争・逃走ホルモンの点滴液を大量に投与されているようなものだ。しかも、停止するスイッチはない。

HPA軸のストレスシステムが反応し、つねにフル回転していると、私たちはストレスサイクルから抜け出すことはできない。そうして何十年ものあいだ無意識に炎症を起こす物質に浸されているうちに、いずれ症状が爆発するためのお膳立てがなされる――過敏性腸症候群、自己免疫疾患、線維筋痛症、慢性疲労、類線維腫、潰瘍、心臓病、片頭痛、喘息、がんといった形で。

一定の疾患に対する抵抗力を弱める体質の変化は、すでに子ども時代から表れている。ジョアン・カウフマンのチームがこの直接的な相関関係を調べたところ、ネグレクトの経験のある子どもは、心血管疾患、糖尿病、肥満、がんを引き起こす遺伝子を含め、「ゲノム全体」で顕著なエピジェネティック変異が見られることがわかった。

とはいっても、40歳で自己免疫が弱ってきたり、50歳で心臓が悲鳴をあげたりするころには、子ども時代の出来事と成人後の病気を結びつけて考えるのは難しい。気がついたときには精神的なストレスに慣れてしまっている。つまり、異常のある状態が普通となっているのだ。長い通勤時間、35年の住宅ローン、家族サービス。たいていは何の問題もなく日常生活を送る。ところが、ある日ちょっとしたことが起きる――家族の夕食の席で言ったことで姉と口論になる。途方もない医療費を保険でカバーできないという通知を受け取る。大きなディナーパーティーの前日に冷蔵庫が壊れる。会議で上司が同僚のアイデアを認め、自分の提案は無視される。高速道路で後ろの車が大きなクラクションを鳴らして割りこんでくる……。ともすれば、私たちはこうした出来事に、あたかも生きるか死ぬかの問題のように反応する。簡単にスイッチが入る。自分の生活がそれほど安泰でないことに気づく。

幼少時にトラウマとなる出来事を経験しなかった大人でも、同じストレス要因に出くわせば、同じようにコルチゾールが分泌されるが、ストレス要因がなくなるとすぐに元のリラックスした状態に戻る。しかし小児期のトラウマを抱えている人は、ＨＰＡ軸が本当の危険とストレスと受け止める事象を区別できない。したがって、ストレスの多い出来事が起こるたびに、免疫システムのギアを上げるようただちに合図が送られる。するとアドレナリンは出るが、本来ならストレスシステムに通常のリラックス状態に戻るよう命じる遺伝子は機能しない。

長年のうちに、「コルチゾール回復」期の長さによって、炎症を起こすストレスホルモンにさらされている時間数に格段の差が生まれる。そして、その差が人生を大きく変えてしまうのだ。

つねに警戒している子ども

小児期に逆境を経験した大人はつねに警戒している。子どものころ、次にいつ緊張を要する状況になるのか予想できなかったために、そうする習慣が身についているのだ。

子どものときに恐ろしい病気を患ってからというもの、ミシェルは大人になってからもいっときも心が休まらなかった。「何気なく飲んだ薬のせいで、死ぬまで人生を左右するような副作用に襲われるかもしれないと不安に思っていました」

ローラの担当するデータチェックの仕事には、瞬時の判断力と高い集中力が必要とされるが、彼女は難なくこなしている。子どものころ、母からの次の攻撃に対してつねに身構えていることを脳が学んだおかげだ。備えていれば傷が浅くて済むと考えていたかのように。「母の気分はすぐに読み取れるようになりました」とローラは語る。「同じ部屋にいるときは、どうやって逃げ出すかということばかり考えていました」

9歳になるころには、「母がちょっとでも目を細めたりしないか、無意識のうちに見張っていました」。母が目を細めるのは娘を非難する合図だった。「自分でも何が悪いのかわからなかった――冷蔵庫のサンドイッチを半分食べたとか、靴ひもを結ぶのに時間がかかりすぎたとか」。

ローラは「次に何が来るのか、次の地雷はどこにあるのか、まるで目隠しをされているように爪先で探りながら慎重に進むことを覚えて成長しました。母の鋭い刃に近づきすぎないように」

ローラの目には、母親は危険な存在に映った。「暴力は絶対に振るわないとわかっていました。だけど怖くてたまらなかった——気分がいいときでも。夜、母が軽くいびきをかくのが聞こえると、とにかく解放された気がしてほっとしたものです」

言うまでもなく、ローラに身の危険は迫っていなかった。暮らしていたのは治安のよい郊外の住宅街で、食事にも衣服にも困ったことはない。それでも生きた心地がしなかったという。両親が恐ろしい行動をとる子どもは誰でもそうだが、ローラも自分の面倒を見る人物に背を向けられたら死んでしまうという本能的な不安に取りつかれていた。無理もない。食べ物も寝床も、人生そのものも委ねている相手が襲いかかってきたら、この世でどうやって生きていけばよいのか。自分の命は大人の善意にかかっている、そう感じるにちがいない。幼いころは、親が自分をどう扱うかが死活問題なのだ。

大人になると、ローラはみずからを「教育」して、親がアルコール依存症やうつ病だったり、暴力を振るったり、離婚していたりする家庭で育った人にくらべれば、自分の逆境などたいしたことがないと思いこんだ。そして、すべては終わったことだと言い聞かせてきた。

だが、体にとっては終わっていなかった。ローラはいまでも心臓病を抱え、除細動器を胸に埋めこんでいる。ミシェルと同じく、ローラの不安センサーは全開のままで、どうやってスイッチを切ればいいのかわからない。

揺れるケージ

ひと口に逆境と言っても、ひときわダメージが大きいものがあるはずだと考える人もいるだろう。たとえば、父親が母親を殺したと知ったカットのトラウマは、うつ病の母親にけなされていたローラの心の傷よりも、はるかに大きな害を及ぼすと思うのが普通だ。

エリーの話を聞いても、たいていの人はカットのケースのほうがひどいと考えるにちがいない。エリーは5人きょうだいの下から2番目で、フィラデルフィアの郊外で育った。両親とはとても仲がよかったのを覚えているが、大きくなるにつれて「何かがおかしいことに気づきました。2人の兄は時限爆弾みたいに、とつぜん感情を爆発させることがよくあった。夕食のときに両親と席について政治の話をしていると、何でもないことで喧嘩を始めるんです。喧嘩はどんどんひどくなりました」

やがて2人の少年はアルコールやドラッグに手を出し、「警察がうちに来るようになりました」とエリーは振りかえる。「夜中の2時に両親と兄たちが大声で怒鳴りあっているのがよく聞こえてきました。父と母が部屋に来て、怖がらないで、大丈夫だからと私と妹をなだめたけれど、とにかく怖かった」。とくに上の兄が少年院送りになったときはぞっとした。

家庭でストレス要因があったにもかかわらず、エリーは成績がよく、スポーツ奨学金でカリフォルニアの大学に進んだ。けれども卒業後は自殺願望が生じ、24歳のときに深刻な自己免疫性の皮膚疾患と診断された。「体が自分を攻撃していたんです」とエリー。

ACE研究によれば、家族に服役中の者がいると、成人後に健康を害するリスクが大幅に高くなることが判明している。

ローラ、ジョン、ジョージア、カット、ミシェル、エリー。この6人の子ども時代の逆境は各人各様だ。それでも、それぞれのレベルのトラウマに対して彼らの脳は同じように反応した。種類も程度も異なるトラウマに、発達段階の脳がほぼ同じ反応を示すのは、ACEのストレス要因にごく単純な共通点があるからだ。それは、すべてが予測不能ということである。次の精神的あるいは身体的な攻撃がいつ、なぜ、どこから来るのか、子どもには予想がつかない。

いつ、どんな形で生じるのかがわからないストレスは「予測不能な慢性ストレス」と呼ばれ、フェリッティとアンダがACE研究を始める以前から動物を使った実験が行われている。通常は、数週間にわたって異なる種類のストレス要因を動物に与え、その刺激が行動にどう影響するのかを観察する。ある実験でマッカーシーのチームは、オスとメスのマウスに三週間のあいだ予測できない軽いストレスを与えた。毎日、マウスはいくつかの軽度のストレス要因にさらされる（ケージの回転、5分間の水泳、湿った寝床、餌の制限、30分間の拘束、30分間のストロボライトの照射）。

3週間後、マッカーシーたちがマウスの脳を測定すると、軽度の予測不能な慢性ストレスを与えたグループでは、脳の海馬の受容体に大きな変化が見られた。海馬とは感情をつかさどる脳の器官で、通常はストレスホルモンの生産を調整し、ストレス要因が過ぎ去ると緊張や不安などの感情にブレーキをかける役割を果たす。

予測不能な慢性ストレスにさらされたマウスはストレス反応を停止することができなかったが、ストレスを与えなかったグループに脳の変化は見られなかった。

ところが、ストレスを完全に予測できる場合、それがもっと苦痛を伴うものであっても（決められた時刻に鋭く大きな音とともに足にショックを与えるなど）、同じ脳の変化が生じることはない。「より強いストレスでも、毎日同じ時間に同じ方法で与えられればマウスは慣れます」とマッカーシーは説明する。「うまく対応するんです。もうすぐ来て、じきに終わるとわかっているので」。そして、こう付け加えた。「このグループのマウスには、脳の変化や炎症、疾患はいっさい見られませんでした」

一方で「より程度が軽くても、毎日ばらばらの時間に異なる強さで、不規則な間隔の大きな拍手など、さまざまな音とともに予測不能なストレスを与えると、マウスの脳に著しい変化が表れます。そして病気になったり潰瘍ができたりします」

こうした事実から、ストレスが予測不能であることがとりわけ大きなダメージを与えると考えられる。研究室を案内しながら、マッカーシーは実験動物のケージを軽く揺らすことのできる金属製のスタンドを指して言った。「ケージをちょっぴり揺らしたり、ロック音楽をかけたり、見慣れないものをケージの中に置いたりといった、ごく些細なことでも、予告なしにいきなり実行すると、脳にきわめて明確な変化が起こります」

要するに、マッカーシーによれば脳は「予測できれば、かなりのストレスにも耐えられますが、まったく予測できないと、どんなに軽いストレスでも耐えることができません」。

予測不能な慢性ストレスが成人の脳に与える影響は以前から指摘されていたが、子どもの脳における変化について、研究が始まったのは最近になってからだ。

知らないことの難しさ

40代半ばのメアリーは、オレゴンの小さな町で4人きょうだいの長女として育った。芸術家の両親との生活は、とつぜん大きな音とともにケージを揺らされるようなものだった。メアリーの父も不幸な子ども時代を過ごした。本当の父親を知らず、7歳のときに母親を亡くしている。兄は母方の祖父母の養子となったが、自分は両親が結婚していなかったという理由で引き取ってもらえず、「傷もの」扱いされたという（ACEスコアはきわめて高い）。

やがて彼自身が4人の子どもの父親となると、酒やどんちゃん騒ぎやカードに明け暮れた。「いまでも覚えています。翌日に学校があるのに、私の寝室の隣のリビングで、父が仲間とひと晩じゅう大騒ぎしながら飲んでいるのが聞こえてきて、私はびくびくしていました」。大きくて温かい目をしたメアリーは、肩まで届く茶色の髪を細く長い指で耳にかける。「母が『帰ってもらって。子どもたちが眠れないでしょ』と怒鳴ると、父も怒鳴りかえす。『無理だ。仲間なんだぞ』って。私が眠れなくても――怖い思いをしていても――どうでもよかったんです」

メアリーの母親は、4人の子どもを抱えて結婚生活に行き詰まっている不安をアルコールで紛らわせ、心ここにあらずの状態だった。「私は小学校でいつもいじめられていました」とメアリーは打ち明ける。「痩せっぽっちで背も低かったので、まわりの子に脅されていました」。母親は父親の浮気のことが気がかりで、メアリーの問題には耳をかたむけなかった。やがてメアリーと弟や妹を連れて家を出て、東海岸の実家に移り住んだ。

「その当時は、どんちゃん騒ぎからも両親の不和や喧嘩からも離れることができて、ほっとしていたのも確かです」

その後、両親がよりを戻すと、メアリーは最初のうちは喜んで期待に胸をふくらませた。だが、父親はあいかわらず酒浸りだった。酔っ払ったあげくに「母に文字どおりベッドから蹴り出されて、私の部屋に来て寝ていました」。メアリーによれば、「そういった類のこと」は何も起こらなかったという。それでも10歳の少女にとって、夜中に目を覚ましたら、酔って意識をなくした父親が隣に寝ているというだけで狼狽するのは想像に難くない。

学校での生活はあまり変わらなかった。「そのころはみんな、まだワンピースを着ていて」

とメアリー。「男の子たちは私を〝グラディエーター〟と呼んでいました。からかわれると、私が歯向かってやりかえしたからです」。そのせいで、いじめはますますひどくなった。「私を追いかけて地面に押さえつけて、無理やり下着を脱がせたこともありました」

メアリーはいじめのことを父親に話そうとも思わなかった。「酔っているときは思いきりぶつんです。妹が2年生のときに、酔っ払った仲間たちの前でパンツを下ろしてお尻を叩かれたこともありました」

メアリーのセンサーはつねに研ぎ澄まされ、心に落とされる予測できない次の爆弾に対して身構えていた。ストレス内分泌反応はたえずフル回転で、免疫システムは過熱状態だった。そのころには白斑という自己免疫疾患の兆候が表れはじめていた。体の免疫細胞が皮膚の色素を攻撃していたのだ。その結果、漂白されたり焼けたりした箇所に新たな皮膚が作られようとしているかのように、ところどころまだらに白くなった。

「人の皮膚は世の中の攻撃の矢面に立ち、私たちを守る、いわば体の境界のようなものです」とメアリーは語る。「両親は私やきょうだいを守る役目を果たしてくれませんでした」。あたかも彼女の皮膚が、両親に対して境界を設けるよう訴えているかのようだった――本来であれば親が子のために設けるべき安全地帯のようなものを。

だが、皮膚の疾患よりさらに厄介なのは「絶え間ない胃痛」だった。メアリーは振りかえる。「慢性的な便秘や筋痙攣、それからひどい下痢にも悩まされました。どれも過敏性腸症候群の症状です。もっとも当時は、そんな呼び名はありませんでしたが」。いまでも「まったく理由もなく」体がピクっとして苛立つことがある。「ただ立っているだけで、とつぜん不安がこみあげて全身がちくちくするんです」

父親の見境のない行動は次第に度を越すようになった。メアリーが14歳のとき、古い『プレイボーイ』から何百枚ものヌード写真を切り抜き、顔を切り落として、ばらばらにした胸や脚、尻、股間をキッチンの壁に貼った。メアリーの数少ない友だちのアンドレアが、その「壁紙」のことを両親に言った。「それからアンドレアは私の家に来ることを禁じられました」とメアリー。「そうやって少しずつ気づいたんです。父のせいで、みんな私のそばにいると気まずい思いをするということに」

15歳のとき、両親は郊外の家に引っ越した。「2人はやり直すつもりだったんだと思います」。ある冬の寒い晩、メアリーがガレージから出ると、父の酔っ払った友人の1人が私道に停めた車のわきに立っていた。「そのまま無視して家に入ろうとすると、男は私をじろじろ見ながら『かわいい子だな』って言って、車の後部座席に引きずりこんでのしかかってきました。首を舐めまわして体をまさぐって……」

メアリーは必死に逃れて家に入ると、父親に訴えた。だが、やはり酔っ払っていた父親は「そんなことで大騒ぎするなって言ったんです」

それでも、娘を心配する父親らしい顔を見せることもあった。あるときメアリーが交通事故に遭うと、「一緒に救急車に乗りこんで、病院に着くまでずっと泣いていました」。父親の行動はまったく予想がつかなかった。

18歳になる頃には、メアリーは「紛れもないうつ病」にかかり、それから30年かけて病気は進行する――結婚して4人の子の母親になるとさらに悪化した。腰痛も年々ひどくなり、白斑は腕から首にかけて広がった。

「子どもが1人生まれるたびに産後うつになり、4人目の子のときには死にたいとまで思いつめていました。体も心もとにかく苦しくて、子どもたちが車に乗っていないときには、気がつくと考えていました。自殺だとわからないように木に激突するにはどうすればいいんだろう。大けがをして家族の重荷にならないようにするには、と」

そんなとき、メアリーはふいに気づいた。「私は何か強力なものに取りつかれているのかもしれない、生きていて不安ばかり感じるのはおかしいのではないか、そう思ったんです。こんなにかわいい子どもたちがいるのに、いつどんなときにも満たされた気持ちになれないなんて」

発達段階の脳にとって最も重要なのは、次に何が起きるのかがわかっていることだ。ストレス反応の正常な機能を思い出せばわかるだろう。森で熊に出くわしたとする。すると、瞬時の決断を促すためにアドレナリンとコルチゾールが分泌される。逃げるべきか、それとも熊を脅かして追い払うべきか？ うまく対処すると体は元の状態に戻り、ストレスホルモンは減少して、家に帰って自慢話ができるというわけだ。

マッカーシーは別の状況を例に挙げた。「熊が家のまわりをうろついていて、どうしても逃げられず、熊が襲ってくるのか、いつ、どんな行動に出るのかがまったくわからなかったら？毎日そこにいて脅威となり、戦うことも逃げることもできない。すると緊急反応システムが繰り返し過熱状態になって、不安センサーはつねにフル回転です」

口うるさい親、自己愛の強い親、躁うつ病の親など、子どもにとっては些細なストレスでも、虐待や親の失踪と同程度のダメージを与える可能性がある。

その意味では、カットやメアリーのエピソードはローラ、ジョン、ジョージア、ミシェル、エリーの場合ときわめてよく似ている。皆、大人になってからも、森の中をうろついていたり、こっそりあとをつけてきたりする熊の存在を感じ、いつ何時襲ってくるかもしれないと恐れているのだ。


ヴィンセント・フェリッティによると、ＡＣＥ質問紙の「はい」の答えが、わずかだが成人期の健康問題により深く関連している項目があるという。それは1番目の「長期にわたる暴言に関する質問――「家族の誰かに*頻繁に、または日常的に*罵倒、侮辱、悪口、屈辱を受けていたか？」」である。

この相関関係が示しているのは、いつ「熊」が襲ってくるのかがわからない状態が、最も健康に害を及ぼすという事実だ。

熊はどこにでもいる。うつ病、双極性疾患、アルコールや他の依存症に苦しむ大人は珍しくない。アメリカ国立精神衛生研究所の調べでは、毎年成人の18パーセント以上、すなわち約4400万のアメリカ人が精神疾患の診断を受けている。アルコールや薬物依存症の患者は2300万人。実際、最初に行われたACE研究では、逆境的小児期体験を持つ人の4人に1人の親がアルコール依存症だった。

多くの場合、アルコール依存症とうつ病は密接に関連している。気分障害を自分で治療しようと無意識に努力することで依存症になる恐れがあるからだ。だが、互いに関連がない場合でも、気分障害とアルコール依存症には共通点がある。どちらも行動に一貫性がない。ある日、子どもを学校に迎えに行ってやさしく抱きしめたかと思えば、次の日の午後には友達の目の前で罵倒するかもしれない。次の行動がまったく予想できないのだ。

悲しみの種

小児期の逆境は、その後の人生での深刻なうつ病や不安症状の前触れとなりうる。年々盛んになる研究によって、ACEと成人期の情緒障害には密接な関係があることが判明している。フェリッティとアンダのACE研究では、ACEスコアが「1」の人のうち18パーセントが臨床的うつ病にかかっており、スコアが1点上がるごとに確率は大幅に増える。ACEスコアが

「3」では30パーセント、「4」以上では50パーセント近くの人が慢性的なうつ病を患っていた。ちなみに、ACEスコアが「4」以上の人は全回答者の12・5パーセントを占めている。

女性の場合、相関関係はより深刻だ。ACEスコアが「1」の人のうち、臨床的うつ病の患者は男性が19パーセントであるのに対し、女性は24パーセントだった。同様に、「2」では男性が24パーセント、女性が35パーセント。「3」では男性が30パーセント、女性が42パーセント。「4」以上では男性が35パーセント、女性が60パーセントという結果になっている。

成人期のうつ病の最も強い前兆は、「小児期の心理的虐待」である。

性別に関係なく、小さいころに親を亡くすと成人後にうつ病を発症する確率は3倍になる。うつ病の母親に育てられた子どもは、大人になってから慢性疼痛に苦しむ可能性が高い。16歳以前に深刻なトラウマを経験した子どもは、統合失調症になる確率は3倍に跳ねあがる。

最も衝撃的なのは自殺に関する統計だ。ACEスコアが「0」で自殺未遂を起こした人は1パーセントに過ぎないが、「4」以上では5人に1人が経験している。統計上は、ACEスコアが「4」以上の場合、「0」の人にくらべて自殺未遂の件数は12・2倍という結果となっている。

小児期のトラウマが成人後に影響を与えることは科学的に実証されている。心理学や心理療法では、子ども時代の心の傷と大人の精神的な問題との関係を明らかにすることで、過去の苦しみから逃れるための方法を提唱している。

しかし最近の研究では、小児期の逆境が脳により根深い変化をもたらし、うつ病や気分調節症が細胞および神経生物学的レベルで引き起こされることが判明している。

では、脳の内部で起きる神経生物学的な変化とはどのようなものなのか。

小児期の逆境で脳の形とサイズが変わる

子どもが精神的な逆境やストレスに直面すると、実際に脳の細胞から発達段階の海馬を縮小するホルモンが分泌され、感情を処理してストレスを管理する力が弱まる。磁気共鳴画像（MRI）検査を行うと、小児期のトラウマのスコアが高いほど、意思決定や自己調整に関わる前頭前皮質、不安を処理する扁桃体、感情や気分の処理、調整に影響を及ぼす感覚連合野や小脳といった脳の重要な処理領域で灰白質、すなわち脳の容積が明らかに小さい。

さらに、児童養護施設で育った子どもは通常よりもかなり脳が小さいこともわかった。これは、ニューロンという脳細胞からなる灰白質と、脳にすばやく信号を伝達する神経（有髄軸索を持つ）を含む白質が減少するせいだと考えられる。また、小児期に虐待を経験した成人の小さな扁桃体は「活動過剰」の傾向があることも判明している。日常生活において前頭部が「非定型活性化」を示し、ごく些細なストレス要因に対しても過敏に反応してしまうのだ。

炎症を起こした脳

「小児期のストレスが発達段階の脳に及ぼす影響は、ごく最近まで、私たちがありえないと考えていたものでした」とマッカーシーは語る。「長期にわたる予測不能なストレスは、脳内に軽い炎症を起こすことがわかったのです」

それはいままでの常識をくつがえす発見だった。最近まで、脳は炎症を引き起こさないというのが通説だったからだ。「私たちは、脳はいわゆる〝免疫特権を持つ〟と考えていました」とマッカーシーは説明する。「脳内の炎症は、もっぱら脳の損傷や頭部外傷といった外部の要因や、髄膜炎などの感染症で起こるというのが通説だったんです」

ところが、「それは間違っていたことが判明しました。慢性的なストレスを受けると、私たちの脳は神経炎症の状態となって反応します。その神経炎症の存在に、ごく最近まで気づきもしませんでした」

このタイプの炎症は、ミクログリアという非神経系の脳細胞によって引き起こされる。ミクログリア細胞は脳細胞のおよそ10分の1を占めている。これまでは、このミクログリア細胞は「不要なものを取り除くために存在する」と考えられていた、とマッカーシーは説明する。「言ってみれば、ゴミを出す働きをしています」

ミクログリア細胞はニューロンの増殖や脳の発達に欠かすことができない。通常の脳の情報処理において重要な役割を果たし、つねに周囲の環境を監視して、ここは大丈夫か、大丈夫ではないか、安全か、危険があるか、ということを判断する。

「ケージを揺らす」「ライトを点滅させる」――ミクログリアはそうした情報をすばやくメモする。そして、反復される予測不能なストレスには拒絶反応を示す。

「予測できないストレスを繰り返し受けると、ミクログリアは正常な働きを失います」とマッカーシー。「活性化して、神経炎症を引き起こす物質を量産するのです。その結果、認識できないほどの神経炎症が続くことによって、脳の機能が変化する可能性があります」

マッカーシーは続ける。「ミクログリアが正常に働かないと、実際にニューロンを除去します」。つまり、必要な脳細胞を殺しているのだ。

健康な脳では、ミクログリアは大脳皮質に必要なニューロンの数を制御する。ところがストレスを感知したミクログリアは、通常は論理的思考や衝動の抑制といった基本的な機能で重要な役割を果たす領域で、細胞を必要以上に除去してしまう場合がある。健康な脳には不可欠だが、予測不能な慢性ストレスに直面したとたん、脳のシナプスを貪食しはじめるのだ。

「死にかけたニューロンを飲みこんで破壊し、これまで考えられていたようにゴミ出しをする場合もありますが」とマッカーシーは言う。「健康なニューロンを破壊することもあります――その場合は、むしろ〝殺人者〟となります」。この動きは、マッカーシーが言うところの脳の「トーンをリセット」する。ストレスを受けた脳は、不調で衰えかけた筋肉のようなものだ。灰白質や白質の減少はうつ病、不安障害、場合によっては統合失調症などの深刻な精神疾患やアルツハイマー病の原因にもなる。

　ミクログリア細胞は海馬の再生可能な特殊なニューロンも除去する。「かつては新たなニューロンを作ることはできないと考えられていましたが、ここ10年のあいだに、海馬では生涯を通じて新しくニューロンが生み出されていることが明らかになりました」とマッカーシーは説明する。新生ニューロンの成長は成人のメンタルヘルスにとってきわめて重要だ。「この成長が邪魔されると、うつ病の引き金になります」。実際、マッカーシーによると、「ミクログリアが過剰に活性化すると、新しいニューロンが生まれるそばから殺してしまう」こともあるという研究結果が報告されている。

　正常なミクログリア細胞をマウスの脳に移植する実験を行ったところ、驚くべき結果が出た。脳にミクログリアを投与すると、マウスのうつ病の兆候が完全に消えたのだ。

　脳内のミクログリア細胞がストレスを受けずに正常に機能し、必要以上にニューロンを除去しないこと――それがさまざまな点で重要となる。

　マッカーシーによれば、「怒って興奮したミクログリアは、海馬において健康な新しいニューロンの成長を妨げる」という仮説が立てられるという。「脳内で健康なニューロンが死ぬと、私たちの心の健康は長い時間をかけて損なわれるでしょう」

　子どものときにとつぜんの予測できないストレスを繰り返し受けることによって、ミクログリアは重要なニューロンを除去し、その結果、脳のトーンをリセットする神経炎症が引き起こされ、長期にわたる不安やうつ状態が生み出されるのだ。

嵐のような状況――小児期のストレス、シナプス刈りこみ、思春期

子どもが思春期になると、脳内ではニューロンをつなぐシナプスが刈りこまれる。幼いころにニューロンやシナプスの結合は過剰に形成されるが、マッカーシーによると「脳の雑音を取り除き」、興味のあるスキルを向上させるために、そのうちの一部は自然に死ぬ。つまり、必要のないものを捨てて、脳が得意なことや関心のあることに特化するためのプロセスと言える。

だが、小児期のストレスのせいで、すでに多くのニューロンやシナプスが除去されている場合、思春期になって自然の刈りこみが始まり、野球や歌、詩といった特定のスキルを磨くことに集中できるように脳が不要なニューロンが取り除かれる際に、必要以上の刈りこみが行われる恐れがある。

児童精神神経科医でカリフォルニア大学ロサンゼルス校（UCLA）のダン・シーゲル教授（臨床学）は、近年研究が進んでいる「対人関係の神経生物学」の先駆者だ。これは神経科学と心理学を統合した学問である。シーゲルによると、「ACEによるストレスはニューロンが脳のさまざまな領域を結ぶ神経回路に害を与える」。記憶の保管に重要な役割を担う海馬、左脳と右脳をつなぐ脳梁、前頭前皮質のあいだの回路で思春期の刈りこみが行われると、この脳の変化は意思決定能力、自己制御プロセス、注意力、感情制御、思考、行動に大きな影響を与えるとシーゲルは主張する。

思春期以前に、この回路が逆境または遺伝的脆弱性、あるいは両方の影響を受けると、思春期を迎えたときに「わずかではあるが脳の繊維が刈りこまれ、気分障害に対する抵抗力が弱まります。すると脳の機能が低下して、気分調節に障害が表れるのです」

たとえば、どの子どもも4000個のニューロンを持っていると仮定しよう（説明上の仮の数字）。サムとジョーという5歳の男の子が2人いるとする。サムは困難な状況にあるが、ジョーはそうではない。予測不能なストレスを繰り返し受けるうちに、サムのニューロンは少しずつ減少する。そうして、ストレスによるニューロンの刈りこみが長く続いた結果、12歳になるころにはニューロンの数は1800個となる。その時点では、サムはまだ元気だ。ニューロンが1800個あれば日常生活に支障はない（あくまで仮の数字）。そもそも最初に必要以上の数があったのだから。

だが、やがてサムとジョーは思春期を迎え、ニューロンの刈りこみが始まる。2人とも平均的な子どもと同じく1000個のニューロンを失うとする。その結果、予測不能なストレスにさらされて育ったサムの脳はジョーと大きく異なってくる。

このとき、トラウマのないジョーの脳とサムの脳の違いが際立つのだ。ほとんど逆境を経験していないジョーの脳には、まだニューロンが3000個ある——健康で幸せな人生を送るには十分な数だ。それに対して、サムには800個のニューロンしか残っていない。

これは天と地ほどの差だ。これでは脳は正常に機能することができない。
シーゲルによれば、小児期のストレスのせいでニューロンが減少している子どもは、「思春期の刈りこみが始まった時点で、心のバランスを保つために必要な数のニューロンが足りません。ストレスが大きいと、刈りこみは勢いを増し、さらに回路の数が減って機能が低下する恐れがあります」

小児期に逆境を経験した子どもは、うつ病、双極性障害、摂食障害、不安障害などを発症する確率が高く、行動力や意思決定能力に乏しいケースも多い。そして多くの場合、薬物の乱用につながる。1、2年前まではまったく元気であっても、高校や大学になって、はじめてうつ病や双極性障害の兆候が表れる若者が多いのは、おそらくこのためだと考えられる。

ニューヨークで育ったスティーブンが小さいころ、ともに投資銀行家だった両親はほとんど家にいなかった。夕食はいつも姉とベビーシッターと一緒だった。両親の帰宅は夜の9時ごろ。ふつうの子どもはベッドに入ってお休みのキスをしてもらう時間だが、全員でキッチンのテーブルに座り、ベビーシッターがその日の報告をする。年配のベビーシッターは「僕たちがやった悪いことのリストを提出する」のが大好きだった。「いつもこの時間が恐怖でした。とくに姉にとっては」とスティーブンは言う。

5歳上の姉は「4年生のときには、すでに両親のように優秀な成績を期待されていました。

算数のテストで85点を取ってこようものなら、11時まで問題集をやらされました」。そして両親は、翌週の別荘でのパーティーで「娘はもう代数をやっているんだ」と友人に自慢した。

弟のスティーブンは、幼いころはそれほど罰を受けず、「両親は僕を愛していて、僕のために何でもしてくれる」と感じていた。「でも、怖かったのも事実です」

スティーブンが大きくなるにつれて、両親は「かわいい赤ちゃん扱い」をやめた。彼は熱心に勉強し、テストでずば抜けてよい点数を取ることもあった。「両親は僕こそ待ち望んでいた天才だと考えて、もっぱら僕に注意を向けるようになりました」

だが、スティーブンはすぐに「自分は両親が望むほど賢くはない」と感じはじめる。9歳になると、ひどい喘息の発作を起こすようになった。そして「たえず忘れっぽくなりました。あらゆるものをなくした。セーターやスペイン語の本を家に持って帰るのを忘れたり、クラリネットを練習室に置いてきたり。そのたびに両親はかんかんに怒って、『ちゃんとしろ。ばかげたことに付きあっている暇はないんだ』と怒鳴られました」。あるとき、湖畔の高級リゾートに滞在中、スティーブンはおたまじゃくしを探そうとしてビーチサンダルのまま水に入った。ところが、上がろうとしたときに片方のサンダルが泥に埋まってしまった。「見つけようとして泥を掘っていたら、父が怒りを爆発させました。湖の岸に立ったまま叫んだんです。『まさかサンダルをなくしたんじゃないだろうな？　散歩に出かけるたびに靴をなくさないと気が済まないのか？　新しいのを買ってもらおうと思っているのか？　おまえには何も買ってやらないぞ』と」。帰りの車の中で、スティーブンは激しい喘息の発作を起こした。

スティーブンは「運動音痴」でもあり、球技をするよりも読書のほうが好きだった。「父は僕を〝もやしっ子〟と呼ぶようになりました。友だちと出演した演奏会から帰ってくると、『やあ、もやしっ子、楽しんできたかい？』と声をかける。17歳のころの自分のように運動場で週末を過ごさないことに腹を立てていたんです。父の同僚や友人が若かったころのように」

多くのアダルトチルドレンと同じように、スティーブンは振りかえる。「悪いことばかりではありませんでした。父は釣りやボートの漕ぎ方、新聞の金融欄の読み方を教えてくれたし、母は、ぼくが州のジュニア・オーケストラで演奏するときには毎回、仕事を切りあげて聴きに来てくれた。父が出張で留守のときは、姉と僕を自分のベッドに入れて、3人で下のデリで買って来たサンドイッチを食べながら映画を観たりすることもあった。母はよく言っていました。『お父さんはあなたのことが大好きなのよ。ただ、仕事で大きなストレスを抱えているだけで、あなたが悪いわけじゃないわ、スティービー』と。母親はやさしい人ではなかったけれど、やさしくしようとはしていた」

高校ではテストの点数こそよかったものの、やるべきことをきちんとやったり、レポートを期限までに提出したりすることが難しくなり、注意欠陥障害、高度のパフォーマンス恐怖症、そしてうつ病と診断された。「友だちと出かけたいとも、何かをしたいとも思わなくなりました。とにかく放っておいてほしかった」。やがて円形脱毛症になった。免疫システムが毛包を攻撃して髪の一部分が抜け落ち、禿げてしまう病気だ。「髪が大量に抜けるようになりました」

その後、スティーブンは大学院に進み、心理学の博士号を取得した。42歳になった現在は高校のカウンセラーを務めている。何度も再発する円形脱毛症を気にせずに済むように髪を剃りあげていた。「僕は生徒たちに対して何をしてはいけないかがわかる――それは両親からもらった贈り物だと考えるようにしています。生徒に不安やうつ状態の兆候があると、すぐに気づく。それまでずっと抑えてきた子が、この年齢になって、もうこれ以上は無理だというのがわかるんです。物ごとが崩壊しはじめる。でも、本人には何が起きているのかわからない。ぼく自身がそういう子どもでしたから」


神経炎症、刈りこみ、脳に関する研究は、小児期の逆境体験が成人期のうつ病や不安障害にこれほど密接に関係する仕組みを理解するのに役立つ。また、うつ病が1800万人ものアメリカ人（国立精神衛生研究所の調べによる）に影響を及ぼしている原因も解明している。最近になって、WHOはうつ病を「世界的な障害の一番の理由」として挙げ、がん、HIV・AIDS、心疾患、呼吸器系疾患よりも長期間の障害と認めた。

うつ病だけでなく、他の脳関連の健康障害についてもメカニズムが明らかになりつつある。たとえば、慢性疲労症候群（CFS）――別名、筋痛性脳脊髄炎（ME）――の患者の脳画像を分析すると、海馬や扁桃体を含む特定の部位が重い炎症を起こしていることがわかる。CF

Sの自覚症状が強い患者ほど、炎症ははっきりと目に見える。

小児期に逆境を経験した人が慢性疲労に陥る確率が6倍であることも、これで説明がつくだろう。

歩くけが人

小児期に逆境を経験し、その後、大人になってから軽度の神経炎症の状態を無意識にやり過ごし、脳の「リセット・トーン」にもかかわらず行動し、落ちこみやうつ状態、不安を抱えながら日常生活を送っている人がどれだけいるのか、その正確な数を把握することは不可能だ。

このように「幸せの設定値」が低くなり、精神的に苦しい状態が当たり前になると、私たちが大人になったときに、たえず気分の変調、不安、悲しみ、恐怖をコントロールしている確率はきわめて高い。充実した生活を送るどころか、立ち直る力もなく日々の出来事に対処するだけの毎日かもしれない。

まるで自分の尻尾を追いかける猫のようだ。エピジェネティック変異により炎症物質が増える。長期にわたる予測不能なストレスがミクログリアの働きを狂わせる。ミクログリアがニューロンを殺す。ニューロンが死に、シナプスはニューロンを結合することができなくなる。ミクログリアが大幅に増加して神経炎症の状態を引き起こす。脳に不可欠な灰白質が量も機能も低下する。白質――シナプスがニューロンを結合するのに必要なミエリン――が失われる。そうして脳の機能が制限されると、思考力が損なわれ、マイナス思考、不安、感情的反応、心配などがだんだん大きくなる。不安にとらわれて過度に警戒した脳ではネガティブな反応や思考が多くなり、ミクログリアの機能障害、刈りこみ、慢性炎症の原因となる炎症ホルモンや物質が増える。この悪循環が続くのだ。

マッカーシーの言葉を借りると、「神経炎症が暴走プロセスとなります」。その結果、「慢性的な過剰反応が起こります。ほとんどの人がすぐに克服できるようなことが、軽い炎症を起こしている人にとっては精神的動揺を引き起こします。すると、周囲の出来事について冷静に考えられなくなるかもしれません——いま起きているのはいいことなのか、悪いことなのか？　そしてたいていの場合、何でも悪くとらえようとします」

これはまったく新しい心理社会的理論である。子どものころの精神状態が体と脳のオペレーティングシステムと、生涯を通じて心身の健康をどれだけ保つことができるかを決定するのだ。

小児期の逆境によるストレスへの過剰反応は、どこにいても、何歳になってもつきまとう。そのせいで、私たちはしばしば心身の不調を感じる。その神経炎症のせいで、たえずイライラし、すぐに切れて怒りやすくなる。人間関係はうまくいかず、何でもないことに傷つく。世の中に満足せず、あらゆることに腹を立てる。健康で安定し、満たされた生活を送るチャンスは狭まり、時がたつにつれてますます狭まる。だが、小児期の逆境が私たちの脳に残した「指紋」はきれいに消し去ることができるのだ。

吉報

小児期の逆境が体に書きこまれる仕組みが明らかになるにつれて、このプロセスを阻止してストレスによるダメージを回復する方法も解明されてきた。これは、育った家庭が幸せで健全か、不幸で問題があったか、あるいはどんな経験をしたかにかかわらず、すべての人に当てはまる。

「エピジェネティクスの長所は元に戻せること、そして脳の長所は柔軟性があるということです」とマッカーシーは言う。「脳に対して免疫のリハビリを行い、小児期の好ましくないエピジェネティック変異を克服して、喜びにも苦しみにも正常に反応できるようになる方法はたくさんあります。脳は修復可能なのです」

私たちは子どものころの傷を癒し、本来の自分（逆境の経験がなければ、なっていたであろう姿）に戻ることができる。ただし、そのためにはまず、自分が他人とくらべてなぜエピジェネティック変異を起こしやすいのかを理解する必要がある。エピジェネティック変異を無効にするのは、それからでも遅くないだろう。

第3章 傷つきやすい人とそうでない人

子どものころに予測不能なストレスを受けつづけても、誰もが健康を破壊されるわけではない。小児期に困難な状況にあっても、それを乗り越えて精神的に安定している人もいる。何らかの理由で、過去の出来事が成人後の生活に影響を及ぼしていないのだ。

長寿に関するハーバード大学の調査で、神経心理学者のマージェリー・シルバーは、ストレスにうまく対処できることが「100歳以上の高齢者に共通する特徴」だと発見した。ホロコーストの生存者など、「きわめて困難でトラウマが残る人生」を送った人でも、「問題に対して柔軟に応じ、喪失を受け入れ、深く悲しんでから前に進む、つまりすぐに立ち直ることができるのです」

回復力のある人は、心理学で言うところの「ふらつき」を持っている。苦しいことやトラウマの重みにふらついても倒れずに持ちこたえる能力だ。だが、それ以外の人は人生の苦難にうまく対処できない。では、とりわけ弱いタイプの人がいるのはなぜなのか。

精神科医は、私たちが人生で経験するトラウマの総量や、そのトラウマの累積的影響（体、脳、心がどれくらい疲弊しているか）を「アロスタティック負荷」と呼んでいる。この用語を考えたのはロックフェラー大学のブルース・S・マキューアン教授（神経内分泌学）で、ストレスの多い精神的、身体的な試練に少しずつ順応し、バランスのとれた状態に戻り、健康である感覚を取り戻す能力を意味する「アロスタシス」に由来する。私たちはふらつき、立ち直り、前を向いて毎日を生きているのだ。

ところが、慢性的なストレスやトラウマを経験した子どもは、ほとんどの場合、バランスを取り戻す能力が身につくほどには成長しない。自身の困惑や周囲の大人の感情的な混乱を理解しようとして、自分でコントロールできない状況から抜け出せないのだ。

一般的に、ACEスコアが高い子どもほどアロスタティック負荷も高く、身体および神経の炎症を起こす確率が上昇し、結果的に身体や脳が小児期の精神的な苦痛に対して大きな代償を支払うことになる。

私の子どもが小さいころ、「エレファント」というゲームをやったことがある。象の背中にブロックを積みあげてタワーを作る遊びだ。ブロックを慎重に置かないと、タワーがぐらぐら揺れ、崩れてしまう。

予測不能なストレスを受けた子どもは、言ってみれば、この不安定な荷物を背負った象のようだ。小児期に大きな傷を負うと、その後の試練に耐えるのが難しくなり、心が健康で安定しているという感覚、すなわち回復力を抱きにくくなる。

だが、子どものころに何度も困難に遭遇しながらも、なかにはまったく問題がない人もいる。小児期の逆境の経験者が、かならずしも心臓病、自己免疫疾患、不安症を発症するとは限らない。相関関係は強いものの、既定の事実ではない。

社会理論家で研究者のマルコム・グラッドウェルは、最近の著書『逆転！ 強敵や逆境に勝てる秘密』（講談社）の中で、幼少時に親を亡くすと、理由は明らかではないが、大人になってからプラスとマイナスの両方の結果が表れると主張している。10歳のときに母親をがんで亡くした少年は、将来、がん研究の分野でマッカーサー・フェローを受賞するかもしれない。そうした人の人生は、グラッドウェルによれば「望ましい困難の法則」に支配されている。困難との戦いが意志を強くするのだ。その結果、ずば抜けた成果を収めることもある。

グラッドウェルはビジネス、科学、政治の世界で注目すべきリーダーの経歴を調べ、ごく稀にだが、小児期のトラウマがプラスに転じたケースがあることに気づいた。「母親か父親を奪われると、苦しみや絶望にとらわれる。だが、10分の1の割合で、その絶望の中から不屈の力が生まれる」

10分の1という確率はたしかに低い。だが、その10パーセントは見過ごすことができない。

アメリカ合衆国の歴代大統領のうち、3分の1が親を失ったか、親が子どもに無関心だった。その孤独感が気概と回復力の引き金となり、偉業を成し遂げたのだ。イギリスの首相や、そのほかの著名人にも同じことが言える。合衆国最高裁判所の判事、ソニア・ソトマイヨールは9歳のときにアルコール依存症の父を亡くしている。

言うまでもなく、幼いころに親の死やネグレクトを経験しているリーダーの多くが、偉業を達成した一方で、成人後に深刻な病気に苦しんでいる。子ども時代に母親を亡くしたエイブラハム・リンカーンは、何度も消耗性うつ病を患った。ジョン・F・ケネディは、伝記によれば、「一度も愛していると言ったことがない」、気が向いたときだけ「息子の髪をくしゃくしゃにする」冷たい、いつもほかのことに気をとられている母親と、アジソン病（副腎に負担がかかりすぎて必要な副腎皮質ホルモンが適切に分泌されなくなる自己免疫疾患）を患っている横柄な父親の元で育った。リンカーンもケネディも聡明で非凡な才能を持った人物であり、病を抱えながらも国民を導いたことを考えると、なおさら尊敬に値する。

親を亡くしたり、父親や母親に愛されなかったりした苦しみのせいで心を鍛えられ、その結果、みごとに国家を率いるのに必要な精神力を得たのだとしたら、それはやむをえない代償だと思うかもしれない。しかし小児期の逆境は、私たちが前に進むのを妨げる確率のほうがはるかに高い。グラッドウェルが気づいたように、早くに親を亡くした10人のうち9人が「苦しみに押しつぶされている」。有害なストレスや逆境の経験を持つ子どものほとんどは、助けがなければ立ち直ることができない。そして大人になってからも、幸せで満ち足りた人生を目指そうとしても、無意識のうちに目に見えない過去の感情の力に抗いながらもがいている。

経験した逆境の内容は関係ない。ACEの全10項目は、いずれも体内の仕組みを変えて炎症を引き起こす可能性がある。だが、小児期のストレスが身体、脳、心に及ぼす影響には個人差がある——とはいっても、そこには驚くような理由が隠されている。

理想的なふらつきの法則

トラウマに関する研究の結果、「つらいことが人を強くする」という古いことわざはめったに真実を言い当てていないことがわかった。小児期の逆境が多いほど、大人になって心や体の病気にかかる確率は高い。だが、この世に生きていれば多少のストレスや逆境はつきものだ。それに、逆境がまったくない環境は心身の健全な発達に最適とは言い難い。

ニューヨーク州立大学バッファロー校のマーク・D・シーリー准教授（心理学）は、一定のストレスにさらされることが長い目で見れば人を強くするのではないかと考え、逆境の利点について調べている。そして、何百名もの消耗性の慢性背部痛の患者に対して、37項目のストレス体験に関するアンケート調査を行った。

アンケートには「家族と無理やり離された」、両親の離婚、性的および身体的虐待などの深刻な小児期の経験が含まれる。これらはいずれもACE項目と同じものだが、シーリーは可能性のある喪失やストレスの幅を広げ――「祖父母の死」「差別」の経験がある、「愛する人の重い病気」を目の当たりにしたなど、より一般的なストレス要因も含めた。

その結果、小児期や思春期に経験した逆境が大きい患者ほど、慢性的な背部痛で診察を受ける回数が多いことが判明した。そのうちの多くが不安症やうつ病の治療も受けようとしていた。

この発見は他の調査結果と一致していたが、シーリーは驚くべき違いを発見した。「小児期にまったく逆境を経験していない患者も、多くの逆境を経験している人と病状は変わりませんでした」。つまり、小児期の逆境に関するアンケート（軽度のストレスも含む）でスコアが「0」の患者も、子どものころに深刻な逆境を経験した患者と同じように背部痛に苦しみ、不安症やうつ病の治療も受けようとしていたのだ。

一方で、ある程度の逆境はあったものの、それほど多くはなかった患者は、成人後の背部痛や不安症、うつ病の確率は最も低かった。

どうやらゴルディロックス領域のようなものが存在するらしい【訳注　童話『ゴルディロックスと3匹のくま』で、主人公の女の子ゴルディロックスが熱すぎず冷たすぎもしない適温のスープ、ちょうどよい硬さのベッドを見つけることから、最適なレベルを意味する】。すなわち、小児期や思春期に適度の――多すぎず、かといって少なすぎない――困難を経験すると、対処能力、回復力、そして成人後の慢性的な消耗性の痛みに向きあう力を身につけることができるというのだ。

このことから、「ある程度の困難を経験するのはよいことで、まったく予想できない将来の困難に対して備えることができる」とシーリーは考えた。

では、シーリーはなぜACE研究ではわからなかった逆境の利点を発見したのか。彼の考えによれば、「ACE研究では深刻なトラウマ経験を大きく10の項目に分けて質問していますが、最も深い傷を負った経験に焦点を当てると、より広範囲の項目にわたるトラウマを見逃しがちになります。その結果、ある程度の逆境が将来の回復力につながるのかどうかを見落としてしまうのです」。

そこでシーリーはこの仮説を別の方法で検証した。質問の回答者に対して、冷水を入れたバケツに5分間手を入れてもらった。適度な数のネガティブな出来事を経験した人は、それほど痛みを感じなかった。さらに研究室で難度の高い試験を受けてもらったところ、彼らはストレスの程度が比較的低かった。

このグループはまた、ACEに準じる逆境の数が多いグループと、まったく困難を経験しなかったグループにくらべて精神的苦痛が少なく、人生に満足していると答えている。

つまり、過去に適度のストレスを経験したおかげで、現在の新たなストレス要因に対処することができる、とシーリーは結論づける。「悪いことが起きたからといって、かならずしもそれほど悪い状況にはならないという感覚が身についているのではないでしょうか」

まったく逆境の経験がない人は、逆境の経験が多い人と同様に、困難に対して無防備になる傾向が見られた。慢性的な背部痛でも、冷たい水に手をつけたり難しい試験を受けたりといった新たなストレス要因でも同じだった。たとえるなら、背中に積んだ荷物のバランスをとろうとしてふらついている象だ。ほどなく倒れるのは想像に難くない。

だが、小児期に中程度のストレスを何度か経験した人は、日常生活で苦痛を感じることが少なく、新たな逆境に直面してもストレス反応をほとんど示さず、時間とともに人生に対する満足度が高くなる。シーリーによれば、このタイプの人にとっては「過去の逆境は将来の出来事に対処するための回復力を高める土台となるのです」。経験が最適な回復と安定をもたらす。彼らはふらついても倒れない。

「ネガティブな体験は人を強くして、その後の困難をうまく乗り越えられるようにする」とシーリーは言う。「苦しみを経験した人には対処能力を伸ばすチャンスが与えられるのです」

けっしてACEが「役に立つ」と言っているのではない。それは違う。子どもを長期間、予測不能なストレスにさらすと、体内で炎症性ストレスホルモンが大量に分泌され、慢性的な身体および神経の炎症や疾患を引き起こす。それに対して適度のストレスは、きわめて個人的、慢性的、あるいは愛する人からの仕打ちでないかぎり、回復力を培うのだ。

言い換えると、祖父母の死はストレスを受けるが、明らかに自分のせいではない。悲しみや寂しさは感じるが、自身の過失だと考えて責任を感じることはないだろう。誰の身にも起こることだ。

ハーバード大学教授で児童発達研究所のジャック・ションコフ所長は、このほど「有害ストレス反応」、すなわち小児期の困難が脳の発達や成人期の発病に与える影響の科学的根拠について調べた。

「われわれはまさに生物学の革命の転換点にいる」。2012年に開催された有害ストレスに関するフォーラムで、ションコフ所長は語った。「小児期の経験が文字どおり体に作用して脳の発達や心臓血管系、免疫システム、新陳代謝のシステムに影響を及ぼす仕組みが、ようやく明らかになった」

「ストレスを取り除く必要があると言っているのではない」とションコフ所長は説明する。「子どもの生活では、標準的なストレスの対処法を学ぶことは健全な発育の一環だ」。標準的なストレスによって、子どもは臨機応変な方法、自分自身をなだめること、立ち直り、回復力を身につけることを学ぶ。だが、有害なストレスが発生するのは、周囲に心を落ち着かせて支えてくれる人間がいないために子どものストレス反応システムが活性化し、その状態が長期間続いて、「基本的にそれが子どもにとっての普通の生活になった場合だ。悪い出来事が起きたときのストレスではなく、発達段階の脳回路を破壊して体を蝕むシステムが慢性的に活性化することによるストレスである」。

有害なストレス要因は子どもを強くしない。むしろ子どもや青少年の脳を破壊し、その結果、生涯にわたって、次に起きること、またその次に起きることにうまく対処できなくなってしまう。人格を形成する経験と有害なストレスが異なるのは言うまでもない。

そこで、小児期の長期にわたる予測不能な有害ストレスを「予測不能な慢性有害ストレス」(CUTS)と呼ぶことにする。

特定の子どもがCUTSの影響を受けやすいのには、さまざまな要因がある。

秘密の代償は大きい

ACEの多くは密室で起きる慢性的なストレス要因だ。両親や他の大人による辱め、からかい、虐待の現場はリビングや夕食の席、ロッカールームなどで、おおぜいの人がいるときや他人の目につくような場所では何も起こらない。つまり、子どもにとっては秘密となる。心理学者が以前から指摘しているように、大人が何かを秘密にしていると感じているとき、あるいは自分の身に起きていることも、その理由も誰も口にしないのに、どこかおかしいと感じているときには、子どもはそれが悪いことにちがいないと考え、しかも自分に関することだと思う。周囲の誰もそのことに触れなければ、自分のせいだ、悪いのは自分だと思いこむ。

子どもの64パーセントが何らかの深刻な逆境を経験している現実を考えると、何か悪いことが起きている、それは多かれ少なかれ自分のせいだと、漠然とあるいははっきりと感じながら生きている子どもは多いのではないか。

こう考えてほしい。小児期にCUTSを受けて育つと、誰にも言われなくても何かがおかしいと気づき、まるで自分が悪いかのように恥ずかしさを感じるのだ。

研究もこれを裏づけている。最近行われたある調査では、13~15歳の少年少女のうち、およそ60パーセントが小児期の逆境を1項目以上経験している、あるいは過去に経験したことが明らかになった。この少年少女たちは、自分が逆境を経験していることは認識していたものの、将来、大人になったときに同じ経験をするかもしれないとは考えていなかった。さらに、小児期の逆境に直面していると答えた少年少女の60パーセントが、すでに複数の逆境を経験していた。

そして、彼らは日常生活で何かがおかしいと感じていたことを認めた。ただし、それは調査で尋ねられたからだ。

ほとんどの子どもはそれを尋ねられることはない。カットは5歳から35歳まで、子どものころに何があったのか、誰かに質問されたことは一度もなかった。過去はつねに「口に出してはいけないこと」だった。その結果、カットは「どうしようもない恥ずかしさ」を感じていた。どこへ行っても「父の犯した罪や、自分の証言が父を刑務所へ送ったことに対して言い知れぬ罪悪感がつきまといます。母が殺された事件について、家族はほとんど触れません。まるで何ごともなかったかのように」。

ローラは母親の暴言を浴びながら小さな家に閉じこめられていた。「母はよく『世間は私たちの敵』だと言っていました。そのことは2人だけの秘密、どんなにまともじゃなくても人に言ってはいけないことだった。そのせいで、あらゆる意味で本当の敵は母だということに長い

分が抱えている家族の秘密がつらいものだということだけだ。

暴言やネグレクトが成長の可能性を阻むことを子どもは気づかない。わかっているのは、自分が抱えている家族の秘密がつらいものだということだけだ。

プリシラは61歳、両親の面倒を見つつ、2人の秘密を抱えて育った。「ずっと精神病に囲まれて育ちました」とプリシラは語る。「誰も説明してくれなかった。誰も話題にしなかった。ごく当たり前のように、ただ両親の世話をしていました。父は躁うつ病でリチウム【**訳注** 炭酸リチウムを成分とする躁うつ病治療薬】を服用し、母は自己愛性パーソナリティー障害で、私が母親代わりでした」

16カ月のとき、プリシラは急性感染症にかかった。41度の高熱に見舞われ、母親の前で痙攣を起こしはじめた。両親は娘を病院へ連れていき、入院させ、そのまま彼女をひとり置いて帰った。夜中に喉が締めつけられ、息が苦しくなった。通りかかった研修医が、プリシラが息をしていないことに気づき、麻酔をせずに気管切開を行った。あとから、母親はその話を何度もプリシラに語って聞かせた。「あなたが死にかけた晩に」驚いて病院に駆けつけたこと、とつぜんの「自分の娘の命を救わなければならない」状況に脅えて、死ぬかと思ったこと。プリシラは言う。「私を失いかけたことで、逆に母を慰めなければなりませんでした。鎮痛剤もなしに手術を受けて、退院までひとりぼっちで置き去りにされた娘の気持ちなんか考えてもいなかったんです」。その一件以来、プリシラが自力で困難を乗り越えるというパターンが定着した。「11歳のときに参加したサマーキャンプで鎖骨を骨折したときも、両親には何も言いませんでした。痛みや苦しみから自分を守ってくれる両親がいるなんて考えたこともなかった」とプリシラは語る。「私は痛みを我慢しました。夏の終わりに家に帰ると、家族の友人が私の胸が腫れているのを見て、何があったか母親に話すように促されました。ようやく母が私を医者に連れていくと、育児放棄に当たる行為だと言われました」

だが、プリシラは両親に対して腹を立ててはいなかった。「自分のことを〝よくできた子〟だと思っていました。何しろ母を助けていたんですから。母は甘い言葉を並べ立てて私に取り入ろうとした。私はそれがいいことにちがいないと思っていました」。思春期になって、ようやくプリシラは「母が私を通して自分の人生を生きているのだと理解しました。そんな母の自己愛に、私は精神的に侵害されたような気分でした。母は私が友だちとすることに何でも首を突っこもうとした。自分も仲間だと言わんばかりに。母は私に母親役を求めていたんです。そのうちに、母の愛情は普通の親子とは違うことに気づきました。母は私に愛することを求めた。自分に目を向けさせようとした。夫に愛されていなかったから」

それ以来、「よくできた子」は影をひそめ、その代わりに「この大きな恥ずべき秘密を抱えるようになりました。本当に、私には母親がいなかった。一度として。心の底では何かがおかしいと気づいていたんです。ほかの子と違って誰からも愛されていないことが恥ずかしくてたまらなかった。自分がそれほどかわいくないのだと」。

プリシラが18歳になると、母親は娘をベッドに座らせて言った。「いままで18年間、私はあなたの母親だったから、これからはあなたが私の母親になってちょうだい」。そのときの気持ちをプリシラは振りかえる。「その言葉を聞いても、びっくりするどころか、こう思っただけでした。だけど私はずっとあなたの母親だった……なのにいまさらどうしてそんなことを頼むのかって」

思春期にはパニック発作を起こすようになった。症状は重く、汗をかき、震えながらキッチンの隅やバスルームにしゃがみこんで、動くことも考えることもできなかった。「中枢神経系が壊れはじめたんです」とプリシラ。「本で読んだベトナム戦争からの帰還兵や、レイプ被害に遭った女性と同じようなパニック障害でした。だけど私はレイプされたわけでもなく、戦争にも行っていない。ただ自分の何かがおかしいのだと考えました。自分が悪いのだと」

大学の健康診断で、プリシラの心臓に異常が見つかり、僧帽弁逸脱症だと言われた。左心房と左心室のあいだの僧帽弁が正常に閉じなかった。治療の必要はないが、注意を要するとのことで、それがパニック発作の要因だった。

「私の場合、手に入らないものが欲しくてパニックになりました。とにかく欲しくて追いかけるのに、どうしても追いつかない。生きるのに必要なものは一生手に入らない気がします」

プリシラは結婚して2人の息子に恵まれた。50代前半で作家として成功し、講演会で世界じゅうを飛びまわり、テレビにも出演した。「立ち居振る舞いには気をつけていました」とプリシラは語る。だが、その陰では「ひどいパニックを抱えていました。動悸が激しくて、毎回ピンチに陥るような気がした。そうなると、神経系が壊れているせいで自分ではどうすることもできない。気分はまるで詐欺師です——傍から見たら有能なのに、内心はひどく脅えている。とても自分の人生を生きているとは言えなかった」。パニック発作の症状は次第に悪化し、頻度も増した。そんなときには夫になだめてもらわなければならなかった。

50代半ばになって、プリシラは過去にしっかり向きあうようになった。「なりたい自分になって、思うとおりの人生を生きるためには、子ども時代の事実を否定してはいけないと気づいたんです。人生に対していつまでも〝戦うか逃げるか〟ではなく、人生をうまく送れるように、中枢神経系を操る方法を学びたかった」。瞑想や心理療法のおかげで、プリシラは心を落ち着けられるようになり、子どものころのネグレクトや孤独に向きあっても、ほとんどパニック発作を起こさなくなった。その回復への道のりは、みずからの過ちを振りかえった著書『Learning to Breathe』に記されている。

子どもが自分の直面している逆境を隠しておくべき「秘密」だと受け止めると、家の中での様子を外の大人に打ち明けたり、機能不全家族の枠を越えて助けやサポートを求めたりすることがなくなる。外からの支援がなければ、将来、ACEの代償はますます高くつくだろう。

一人でも信頼できる大人がいることが大事

逆境を経験しても立ち直りが早い子どもには、頼りにできる大人の存在が大きい。多くの場合、困難な状況に介入し、いまの状況はきみとは関係ない、きみのせいではないとはっきり言ってくれる大人がいる。

ジャック・ションコフの児童発達研究所によれば、適切な大人のサポートの有無、ストレス要因の期間や内容によって、小児期のストレスが耐えられるものか有害なものかの判断が大きく変わるという。たとえば、愛する人の死や自然災害など、立ち直るまで比較的長くかかる出来事については、たとえ深刻なものであっても、一時的で期間が限られているかぎり、ストレスに耐えることができる。その際、大人が順応しようとする子どもに手を貸せばストレスは和らぐ。頼れる人がいて、愛情を注がれれば、脳は深刻な損傷を受けずに回復できるのだ。

だが、長期間のネグレクト、身体的または心理的虐待、親が依存症や精神疾患、暴力的な環境での成長など、ストレス要因が強く、日常的で長引くケースでは、大人のサポートがなければストレスは有害となる。その場合でも、できるだけ早い時期に、思いやりのある大人と信頼に基づいた関係を築くことができれば、状況はかなり改善されるだろう。

そのよい例がハリエットのケースだ。現在48歳、テキサス州オースティンに住む弁護士のハリエットは「子育ての意味を理解していない」母親に育てられた。ハリエットが4歳になると、母親は娘をひとりで飛行機に乗せて祖父母を訪ねさせるようになった。祖父母はどちらもうつ病を患っていた。祖父――ハリエットの母の父親――は「『体を洗う』と言って、服を脱がせて私を無理やりバスタブに放りこみました」。いまでも「裸にされて、怖くて泣きじゃくって、狂ったようにバスタブから出ようとしていた」ことを思い出してパニックがよみがえる。「祖父にされることが嫌でたまらなかったんです。体を洗うときに触られるのが」。そのことの意味を理解できる年齢になったとき、ハリエットは従妹たちに祖父に近づかないようにと言い聞かせた。けっして2人きりになってはいけないと。ハリエットは周囲に誰もいなくても、つねに他人を警戒する癖がついていた。

12歳のとき、ハリエットは運動中に転んで腰を2カ所骨折したが、けがのことも、悲鳴をあげそうな痛みのことも母親には黙っていた。ようやく診察を受けたとき、医師は「こんな状態でどうやって歩いているんだ？」と驚いた。放置したせいで折れた骨は完全に元通りにはならず、いまでも毎日痛みを感じる。

けがは治ったものの慢性疼痛を抱えていたハリエットは、16歳でデートレイプの被害に遭う。気がつくと、またしても「裸で抵抗して、やめてと頼んでも聞いてくれない相手を引っかいていました」。その翌日、学校で〝ボーイフレンド〟は顔じゅうにできた引っかき傷を指して、「ハリエットはベッドで暴れまわるんだ」と吹聴してまわった。

そのときもハリエットは母親には話さなかった。「そういったことで助けを求めても、『どうして私をそんな目に遭わせるの?』って言うに決まってるから。小さいころから母は私を慰めてくれる存在にはならないと気づいていました。助けてくれるとも思わなかった。怖いと打ち明けると、逆に私の問題で母を傷つけていると責められるんです」。いまにして思えば、ハリエットには信じられなかった。「祖父母が精神的な問題を抱えていると知っていて、私をひとりで飛行機に乗せて会いにいかせていたなんて。そのせいで私がどんな目に遭うかも考えずに」

19歳のとき、ハリエットが自分は同性愛者だと思うと両親に打ち明けると、勘当された。30歳になるころには「たえず体が小刻みに震えていました」。首にしこりができ、病院に行って脈拍を測ると、正常値をはるかに上回る140だった。検査をしたところ、甲状腺ホルモン値が通常の10倍ときわめて高い。バセドウ病――免疫システムが甲状腺の健康な組織を誤って攻撃し、そのせいで甲状腺の機能が異常に活発になる自己免疫疾患だった。

44歳のときには、婦人科で「子宮の後部に大きなかたまりのような筋腫が見つかったんです。あまりにも奥のほうだったので、触診では見つけにくかった。少なくとも10年前からあったそうです――赤ちゃんの頭くらいの大きさで。でも、腰の痛みに気をとられて自分では気づかなかったんです」

小児期に性的虐待の被害を受けると成人後に子宮筋腫になる確率が36パーセントも高くなるという最近の調査結果を聞いても、ハリエットは驚かなかった。

当時を振りかえって、ハリエットは言う。「母の存在は、自分にとってトラウマとなった出来事にマイナスだったと思っています」。そして考えずにはいられない。「悪いことが起きたときに向きあってくれる母親がいたら、いまとは違う人生になっていたかもしれない。楽しいときもつらいときも、いつでも母の支えを感じていたら」

信頼できる親や大人がそばにいれば、子どもは自分の抱えているストレスの意味を理解するチャンスが広がるのは言うまでもない。そして支えとなる大人が賢く、冷静に、愛情を持ってあいだに立つのが理想的だ。エモリー大学（ジョージア州）の最近の研究では、逆境を経験した子どもでも、家庭環境が整っていて頼ることのできる人物がいれば、オキシトシン受容体遺伝子に変化が表れ、その結果、回復力と対処能力がアップすることが明らかになっている。

シーリーの研究の注目すべき点は、「悪いことが起きても、けっして取り返しがつかないわけではない」ということだ。適度な逆境を経験した人にとって何が回復の支えとなっているのかを見極め、その経験が精神的な安定や困難に向きあう力の向上につながると勇気づけることができれば、たとえ長い年月が過ぎていようと手を差し伸べることは可能だ。「われわれが適切な手助けをすれば、深刻な逆境を経験した人でも、その経験からメリットを得ることはできるはずです」

ACEに苦しむ人が癒しを求め、それが見つかれば、前向きに生きられるようになるかもしれない。そして、たとえトラウマとなる経験があったとしても、順応性と柔軟性に優れた脳は成人後も回復力を高める神経構造を築くことが可能だ。私たちは過去のトラウマを利用して、ストレスの多い出来事に対処し、うまく立ち回ることができるのだ。

不安遺伝子

生まれてから18歳までの脳は経験によって発達するが、体や心がストレスを感知して反応するプロセスには遺伝子構造も影響する。遺伝子的に周囲の環境に影響を受けやすいタイプの人は、幼いころの家庭内のトラウマや困難な状況に傷つきやすい。その一方で、それほど逆境に影響を受けずに痛手を負わない人もいる。この違いの鍵は遺伝子コードにある。

一部の人がストレス反応に敏感な理由とその仕組みを説明するのが「不安遺伝子説」だ。世界の全人口のうち、およそ15パーセントはセロトニントランスポーター遺伝子（5HTTLPR）SS型という行動遺伝子を持っている。これは精神的なトラウマや苦痛から立ち直る際に必要な神経伝達物質セロトニンの量を調整する役割を果たす遺伝子だが、長さによって3種類に分かれる。まずはSS型——このタイプの人は日常の出来事に敏感に反応する傾向がある。ストレスの多い出来事が起きると立ち直るのに時間を要するが、その一方でよい影響も受けやすい。十分な愛情を感じると、よりよい人生を送ることができる。彼らを信じ、その才能やスキルを認める人物の手でよい方向に導かれれば、充実した毎日を過ごせるだろう。

セロトニントランスポーター遺伝子がSL型の人は、どちらの影響もあまり受けない。それに対してLL型は逆境から立ち直る力が強く、ストレスを受けたあとの回復も早い。LL型の人は、悪いことが起きても思い悩んだり気にしたりしない。驚くべきは、その「馬耳東風」とも言うべき態度だろう。したがって、このタイプの人はアロスタティック負荷を抱えずに生活する。

だが、不安遺伝子については、大人になってからストレスの影響の有無を決定することよりも、脳がまだ発達中の小児期において重要な役割を果たすことに注目すべきだろう。SS型の不安遺伝子を持つ人が成長する際に逆境を経験すると、成人後にうつ病にかかる確率がきわめて高くなる。

その理由を説明しよう。不安遺伝子はストレス反応を高めるため、「不安に敏感な子ども」が逆境に置かれると、HPA軸が通常より多くのストレスホルモンを分泌する。その結果、早い時期から倍量の「炎症を起こす点滴」が投与され、その状態が長く続くのだ。

ある研究で、思春期の少年少女を2つのグループに分け、与えられた課題に対して曖昧または否定的な評価を返すという実験を行った。1番目のグループは不安遺伝子がSS型で、6歳になるまでに何らかの逆境を経験している。2番目のグループは同じくSS型だが、逆境は経験していない。どちらのグループにも間違い探しや記憶ゲームなどの課題をやってもらったが、意図的にさまざまな評価を取り混ぜたため、本人たちには結果がわからない。

不安遺伝子がSS型で小児期に逆境を経験しているグループは強い不安を示し、ミスも多かった。明確な言葉はないが全体として落胆するような評価には、自分が何か間違いを犯したのではないかと考えた。また、将来的に不安症やうつ病の発症につながる恐れのある認知機能や精神面での問題も見られた。

一方、小児期の逆境を経験していないグループは、曖昧な評価に対して同様の反応は示さず、感情のコントロールも問題はなかった。逆境の経験がないため、不安遺伝子が機能しなかったのだ。

子どものストレス耐性に影響する遺伝子はほかにもある。ノースカロライナ州のデューク大学で行われた研究では、重大な逆境の経験があり、5HTTLPRと同じく、環境に対して敏感な反応をもたらすNR3C1遺伝子を持つ子どもは、成人後に深刻な健康問題を抱える確率がきわめて高いという結果が出た。このNR3C1遺伝子（ストレス脆弱性遺伝子）は、ストレスで分泌されるコルチゾールの量に影響を与える。この遺伝子がストレスに反応しやすい子どものうち、25歳までに精神的な問題や依存行動の傾向が見られたケースは75パーセントだった。

ところが、ストレス脆弱性遺伝子が陽性の子どもでも、適切なサポートプログラムを受けた場合、成人後に精神障害や依存症を発症する割合は18パーセントに下がる。つまり、脆弱型の遺伝子を持つ子どもはきわめてストレスの影響を受けやすいが、同時に大人の助けに対しても敏感に反応し、それによって人生が大きく変わった。

不安遺伝子やストレス脆弱性遺伝子が陽性で、小児期に逆境を経験している人は、敏感なストレス反応を示すかもしれない。これから先の人生には、さらなる困難が待ち受けているだろう。たとえば、車がいきなり自分に向かって走ってきたり、会社で自分のアイデアを批判されたり、夜中に大きな物音がしたりした場合、人よりも不安や恐怖を感じることもある。自分が安全ではないと、たえず心のどこかで感じている。周囲の戸惑いや不安を感じとり、それが自身の心や体にどれだけ影響を及ぼすかということに気づかずに他人のストレスを取りこんでしまう。

冷淡で支配的な母親と怒りっぽい父親のもとで育ったジョージアは、「口論が起きないうちから」家の空気が張りつめるのを感じたという。ところが妹たちは「ほとんど気づかず、私よりもずっとたくましかった」。2人とも姉のような〝心のアンテナ〟は持っていないようだった。思春期に近づいた妹たちは母親に反抗し、「すぐに言いかえす」ようになった、とジョージアは振りかえる。「2人とも怖がらずに、時には母と真っ向からぶつかりあっていました。生意気で手加減しなかった」

そのころ、ジョージアは家族から「気にしすぎ」とか「神経質な子」と呼ばれていた。そう決めつけることで、両親は自分たちの家庭が普通で、おかしいのはジョージアのほうだと思わせた。

「でも、たしかに家の中には不穏な空気が流れていました。結局、私は自分を守るためにスイッチを切ることを覚えました。たとえアンテナをたたむことはできなくても」とジョージアは語る。「10歳になるころには、言われたとおりに振る舞えるようになっていました。毎日、できるかぎり透明人間になろうと努力していたんです」

ジョージアが13歳のとき、母親はセラピストのもとを訪れた。父親はあいかわらず酒浸りで、酔っ払って運転することもあった。ジョージアは言う。「母自身、自分の母親に虐待されていて、大好きだった父親を亡くしています。教育は十分に受けたけれど、3人の妹たちと家に閉じこめられていたも同然だった。そんな母に対して、父は『セラピーの金は払わない、私の妻は精神科医にかかったりはしない』と言って、治療を認めませんでした」

ジョージアの母親は診察費を稼ぐために地元の図書館でパートの仕事を始めた。娘に対する態度はあまり変わらなかったが、そうやって少しずつ前に進むだけでも母にとってはどんなに大変なことだったか、いまのジョージアには理解できる。

ジョージアは学校の勉強に打ちこんだ。「思考力以外はすべて抑えていました」。その甲斐はあった——自分の力で成功したいという気持ちが人生を救ったのかもしれない。18歳になると、コロンビア大学へ進み、博士号も取得した。

49歳の現在、ジョージアは「世代間連鎖」について考えずにはいられない。「母の母親は赤ちゃんのときに捨てられました。祖母はとても傷ついて私の母を虐待し、今度は母が深い傷を負った。父の側も同じです——面倒を見てくれる両親は実質的にはいなかった。父の父親はうつ病でアルコール依存症。そして父自身も」。ジョージアはいったん言葉を切ってから続けた。

「まるで何世代分もの苦しみが私の肩にのしかかってきたようです」

「私には、他人が気づかないことを敏感に察する力があります」とジョージア。「物ごとの裏側で何が起きているのかが見えるおかげで、ある意味では自分の身を守ることができた——退くタイミングがわかったんです。でも、それと同時にスポンジのように苦しみを吸収した。父の苦しみ、母の苦しみ、2人の壊れた夫婦関係の苦しみを」

大人になったジョージアは、変性円板疾患、うつ病、線維筋痛症に加えて人間関係にも苦しんだ。20代前半で結婚し、愛情と思いやりにあふれる自分の家庭——安全な場所——を築くことで家族の不幸な歴史を書き直そうとした。

だが、結婚生活は長くは続かなかった。ジョージアには、夫のように自分の気持ちや要求を素直に口にすることが難しかった。コミュニケーションの不足は夫婦の関係を壊した。離婚を経験してから、ジョージアは両親が示したものとはまったく異なる愛し方や生き方があるにちがいないという「直感めいた確信」を持つようになった。「そのことに気づかなかったら、人生に生きがいを見出していなかったかもしれません。体と心の回復を目指して前に進むか、そのまま何もかも抱えこんで生きるか、どちらかを選ぶしかなかったから」

自分の子ども時代の出来事はすべて理解していたジョージアだったが、ACE質問表に答えるのは「勇気のいる」作業だった。その一方で、「あのころの自分は〝神経質すぎた〟わけではなかった」とわかって安心した。

　ジョージアのエピソードは「不安遺伝子説」と「脆弱性遺伝子説」を裏づけている。なかには、人よりも何かがよく見えたり、より多くを察したり、理解したり、感じたりする子どももいる。まさにこうした子どもたちが幼少時の逆境によって心に深い傷を負い、大人になってから切迫した心身の症状に見舞われるのだ。かといって、単に考えすぎているだけで、実際のトラウマは軽いというわけではない。むしろこのタイプの子どもはより深い苦しみを感じる。

　だが、不安遺伝子には神経生物学上の利点もある。脳の柔軟性は敏感な子どものストレス反応を高めるが、その一方で、それぞれの環境のプラス要素の影響も受けやすい――周囲の支援、愛情、その子の長所を見出して守ってくれる庇護者。大人になってからでも、ダメージを受けた脳を修復してリハビリを行うことで驚くほど回復するケースもある。

「敏感な子ども」が周囲に支えられて成長すれば、成人してもうつ病の傾向はほとんど見られず、LL型の不安遺伝子を持つ人よりも発症の確率は低くなる。それどころか、積極的で前向きな性格で健康に過ごす人も多い。小児期に苦しみを経験したとしても、成人後も柔軟性を維持し、周囲の影響を受けつづける。つまり、大人になってからでも変わることができるのだ。子どものころに何が起きたか、どれだけ感受性が鋭いかということは関係ない。脳のリハビリを開始し、ストレス反応のレベルを下げれば、変われるチャンスはいくらでもある。

　ジョージアは感受性が鋭く、その性質のせいでつらい幼少期を送ったが、創造的な感受性のおかげで、人生はもっと違うものだという「直感めいた確信」を持つことができた。そして、大人になってから人生を変える回復への道のりに足を踏み出すことになる。

不安遺伝子は、人生で避けられない苦しみに向きあう方法を身につけ、小児期の逆境の影響を大きな自己成長の糧とする際に役立つのだ。

自覚のからくり

スタンフォード大学の心理学者、ケリー・マクゴニカルは、8年間かけて3万人を対象に調査を行った結果、ストレスの自覚、病気、回復力のあいだの興味深い関係を発見した。調査で尋ねたのは「あなたは去年、どれくらいのストレスを経験しましたか?」と「ストレスは健康を害すると思いますか?」の2つ。

予想どおり、前年に多くのストレスを経験した人の死亡リスクは43パーセントと、きわめて高かった。ストレスが多ければ炎症、病気、死亡の危険も増す。だが、マクゴニカルは言う。「ストレスと寿命の短さの関係は、そもそもストレスが健康に害を与えると信じている人にのみ当てはまります。多くのストレスを経験していても健康を損なうと考えていない人の死亡リスクは高くなかった」。実際、後者のグループが「ほとんどストレスを受けていない人も含めて、調査対象のなかでは最も死亡リスクが低かった」とマクゴニカルは指摘している。

〝自覚ストレス〟に関する研究で明らかになったのは、健康に悪影響を及ぼすのはストレスの多い出来事ではなく、ストレス感覚に対する自分の反応だということだ。

ストレスを頭の中で考え直し、不安を感じるのは有益な反応だと認めることができれば、ストレスそのものの長期間の悪影響は少なくなる。マクゴニカルによると、「胸がドキドキしているのは次の行動に備えている」、呼吸が荒いのは頭を速く回転させるために酸素が脳に送られているしるしだと理解すれば、「ストレス反応は行動に役に立つ、挑戦に向かって立ち上がるのを後押ししてくれている」ということに気づく。そうすれば、ストレス反応が心理的に体に与えるダメージはかなり抑えられる。収縮した血管や心臓血管が緩み、体がリラックスする。それだけでなく、ストレス反応のメリットも得られる――注意力が高まるのだ。

ストレス反応の役目が、行動を起こしたり助けを求めたりする必要があるという警告だとわかっていれば、私たちは周囲に目を向け、自分を心配してくれる人に心を開いてサポートを求めることができるだろう。他人との関わりを求める本能に従って行動すると、オキシトシンの分泌量が増える。別名「愛情ホルモン」とも呼ばれるオキシトシンは、ストレスの影響から体を守ってくれる。マクゴニカルはこれを「天然の抗炎症剤」だと指摘する。

とはいっても、子どもにはまだ自分の頭で逆境について考えることは難しい。トラウマの原因が親であれば、なおさらだ。けれども大人になれば、自覚ストレスに関するマクゴニカルの研究から勇気をもらうことも可能だ。過去のストレス要因を理想の姿に近づくための手段と見なすことができれば、回復、許し、変化に向けて大きな一歩を踏み出せるかもしれない。

過去を振り返る際には、子どものころの出来事は起こるべくして起きたわけではないと考えるほうが気が楽だ。たいていの場合、家庭の機能不全は自分が生まれるずっと前から始まっている。あなたの経験した逆境は、両親が耐え、祖父母が直面した小児期の予測不能な慢性有害ストレスの間接的な結果なのだ。

ハリエットが認めているように、彼女の母親はACEの世代間連鎖という、言わば負の遺産のもとで育った。「いま思えば、自分の身の上のせいで、母には穏やかで愛情にあふれた母親になるチャンスがなかったんです」とハリエットは語る。「母を責めるつもりはありません。単に手段がなかっただけだから」

羅生門――記憶の仕組み

記憶が脳に保管され、時間がたってから再生される仕組みも、私たちが小児期の逆境に影響を受ける重要な要因となる。

家族に子どもが4人いれば、20年前の両親の離婚に対してまったく異なる4つの見方があってもおかしくない。同じ状況についても、それぞれが違う立場をとり、自分なりの理由をつけるのだ。映画『羅生門』でも、3人の男が過去の出来事を独自に解釈し、異なる結論を出している。

ジョージアは妹たちと昔の話をしても意見が食い違うという。そのせいで、自分の状況が正しく理解されていないように思えてならなかった。妹たちは、姉が子ども時代のネガティブな面を過度に強調し、いまでも大げさに反応して、いつまでも過去を忘れられないと考えている。

こうした記憶の違いは遺伝的なものでもある。もちろん、同じ家庭でも子どもによって経験することが異なるせいもあるが、脳が長期の記憶を保管し、時間とともに形成し直す仕組みにも原因がある。

恐怖やトラウマ反応を記憶する脳の力は人類の生存にとって不可欠だ。私たちの先祖が進化するためには、たとえばある種の果実には毒があり、食べると気分が悪くなるといったことを覚えなければならなかった。そうやって、その果実と病気を結びつけ、赤い果実を目にするたびに、食べてはいけない、死ぬかもしれないと考えたのだ。

予測不能な慢性有害ストレスを受けると、自分を傷つけた人物や出来事を思い出すだけで、その傷がまざまざとよみがえり、ふたたび似たような恐怖反応を経験する場合がある。またしても同じストレスは受けたくない。にもかかわらず、私たちが最もよく覚えているのは、たいてい最も思い出したくないことだ。

では、思い出したくない記憶が、なぜこれほど強力なのか。

私たちが恐怖、愛情、怒りを感じると、特定のホルモンが発達期の脳のシナプスに大きな変化をもたらす。トラウマとなることが起きると、ノルアドレナリンというホルモン（脳のアドレナリン）が記憶を形成する脳の領域で神経回路を変えるのだ。このホルモンは、脳がトラウマとなる記憶を記録し、保管し、圧縮する複雑な生化学プロセスを開始する。神経科学の分野で「固定化」と呼ばれるプロセスだ。人間の最も強固な記憶――幼少期からの鮮やかなスナップ写真――が強い恐怖、不安、愛情、恥辱、怒りを感じた衝撃的な出来事と結びついているのは、このためである。

たいていの人は、強い記憶をスナップ写真やビデオクリップにたとえ、記憶は過去を再現すると考えている。

だが、そうして記録された記憶は年月とともに訂正される。固定化されてからも――圧縮され、扁桃体や海馬に保管されたあとも――固定されたままではない。新たな情報や経験に基づいて、脳は少しずつ記憶を書き換える。小児期の逆境を思い出すたび、その記憶は曖昧になったり、具体的な状況について覚えていることが変わったりする。

このように、時間の経過とともに頭の中の記憶が更新、修正されるプロセスを「記憶の再固定化」という。新たに入ってくる情報によって記憶の一部が書き換えられ、部分的に消去されるのだ。一方でその記憶は、当時自分が何歳だったとしても、つねに最初に経験したときの感情に包まれている。ハリエットを例に挙げると、祖父に無理やりバスタブに入れられたことを思い出すたびに、5歳のときに感じた心細さ、激しい怒り、無力感、恥ずかしさをふたたび体験する。心の中で過去の出来事について考えると、誰でもその当時の年齢に戻るのだ。

そうとは気づかずに、私たちは人生の鍵となる重要な記憶に基づいて多くの決断を下している。大きな出来事は代々語り継がれる家庭の教訓となり、家族間の力関係に影響を及ぼす。何十年も前に起きたことや、その責任の所在をめぐって、家族が崩壊したり、ばらばらになったりすることもある。どこそこの叔父が自分たちの母親にした仕打ちを知って、うまい話には乗らないことを覚える。父親が若いときに巻きこまれた「人生を変えるほどの」出来事を聞かされて、特定のタイプの人や状況を避ける。

だが、記憶は少なからず私たちを騙す。母親が父親と別れた運命の日に履いていたという黒のピンヒールは、本当は黒のピンヒールではなかったかもしれない。何年もたってから、別の状況と混ざって自分で勝手に付け加えたのだ。実際には、母親が自分に怒って怒鳴り散らしていたときに履いていたのが黒のヒールだった。それなのに「ピンヒール」を加えて昔の記憶を書き換えた。要は「話を盛った」のだ。

脳は他人が見たり触ったり聞いたりできない世界を築く。仏教の言葉を借りれば、「真理はそこへ至る道のない土地である」。

といっても、あなたの記憶が間違っているわけでも、記憶を頼りにすることが悪いというわけでもない。だが、あなたは昨日と同じ人間ではない。昨日一日で経験したことによって、あなたは変わる。それとともに40年前の出来事に対する考え方も変わるのだ。

記憶の保管方法は2つある——顕在記憶と潜在記憶だ。「顕在記憶」とは、特定の出来事、詳細、概念、考えに対する記憶力である。感じる危険や苦痛が大きいほどニューロンが興奮して結合し、経験を顕在記憶に記録する。

一方の「潜在記憶」は、自分が出来事に対してどう感じたかという感情を含めた感覚であり、何かを考えたときの本能的な反応である。小児期に逆境を経験した子どもの多くは、人生の最初の段階から潜在記憶を抱えている。自分の身に起きたこともはっきり思い出せないほど幼いうちから――たとえば、ハリエットは最近になって、生まれてから2年間、「脱水症状」で何度も入院していたことを示す病院の記録を見つけた。入院のことも、喉が渇いていた、体が弱っていた、脱水症状だったという感覚も覚えていなかったが、書類を見つけたことで、母親が自分を守ってくれないと直感的に感じていた理由が理解できた。子どものころの母親との関係に関する顕在記憶とともに、自分が危険な状態だったという潜在記憶があったからだった。

実際、小児期の逆境を理解する際には、誰がどんな服を着ていたか、人々がどこに立っていたかということは、炎症を起こすストレス反応の原因となる、体や心を傷つける出来事があったという事実にくらべればちっとも重要ではない。

カットが父親のオフィスの床に倒れている母親を見たのは5歳のときで、これまでに当時の感情を数えきれないほど思い出してきた。実際に何が起きたのかも知っている。歳月が過ぎるにつれ、母親の靴が違う色だったと考えるようになったとしても、あのときに起きたことはわかっている。あの場面が事実であることに変わりはない。心の奥底では、あの事件の様子を目の前で目撃したように感じている。

強く生々しい感情を伴う小児期の記憶はニューロンを興奮させた状態で結合させ、記憶は時間とともに少しずつ変わっていく。こうした記憶は生涯にわたって強い引力を持ち、私たちは11歳のときの出来事を30、40、65歳になっても覚えている。

ベトナムの仏教者で人権運動家のティク・ナット・ハンが言うように、「人には過去に戻ろうとする傾向がある。後悔や悲しみがつねにわれわれを引き戻そうとしている」のだ。

だが、過去の出来事を録画した心のビデオを繰り返し再生するよりも、だんだんと強まる感情とともに逆境を心に刻みこまないように、きちんと克服する必要がある。こうした記憶に向きあうことはとても大事だ。強い記憶は将来の似たような状況に対して警戒心を抱かせるからだ――つまり、子どものころと同じように傷つくかもしれないと思い、つねに次の逆境を警戒していることになる。そうした状況がいつ、どのように、なぜ危険となりうるのかを理解するために、私たちは意識的かつ無意識にその記憶を固定する情報を探しているのだ。

それが深刻な問題となる場合もある。なぜなら、脳の警告センターである扁桃体は大脳皮質よりもずっと速く機能するからだ。扁桃体が過去の記憶に基づいて闘争か逃走のどちらの反応を引き起こすかを計算するのは0・2秒。それに対して、大脳皮質が状況を判断して慎重な決断を下すのに3~5秒かかる。つまり、記憶には私たちを考える前に反射的に反応させる力があるのだ。上司のつけている香水が、自己愛の強い母親のものと同じだったら、上司の黒いヒールをコツコツ響かせる歩き方が寄木張りの床を歩く母親と同じだったら、あるいは上司のや批判的な態度が母親の受動攻撃的な一撃を思い出させるとしたら、脳は危険を感じとって闘争・逃走反応を指示し、あなたはもはや上司を上司として見ることができなくなる。

私たちの脳は、世間が怖くて危険な場所で、そこに生きている人間も怖くて危険な存在だという確証をたえず探しまわっている。そのため私たちは恐ろしい記憶を何にでも当てはめようとし、その結果、不安が大きくなって簡単には安心できなくなる。

回復に向けて前進せずに、何度も過去に引きずられていたら、子どものころの傷から立ち直ることは不可能とは言わないまでも難しい。逆境の経験を理解して乗り越えるためには、過去と向きあい、誰かに打ち明けることが回復への近道となる。

第7章で詳しく述べるが、幸運にも、過去の記憶をつねに再固定化するプロセスの仕組みを利用することによって、つらい記憶を思い出しても、その力に支配されずに済む方法が解明されつつある。ハーバード大学の調査で長生きの秘密が明らかになった老人たちのように、重くのしかかる苦しみにふらつき、失ったものを嘆き悲しみ、そのうえで前に進むことが、私たちにもできるのだ。

だがその前に、次の章では、ＡＣＥが体や脳に影響を与える多くの要因の中で、おそらく最も重要な「性別」について見てみよう。

第4章
逆境の女性脳
――自己免疫疾患、うつ病、不安症との関係

ケンダルは52歳、アイビーリーグの大学を卒業し、現在はマーケティング・コンサルタントとして働く母親だが、自分のことを「美男美女のそろった家族の中で、ひとりだけ痩せっぽっちでちびだった」と振りかえる。両親は結婚前、父親が野球部の選手だった州立大学で「ケンとバービー」と呼ばれていた注目のカップルだった。その後、父親は特許弁護士となり、母親はモデルとして活躍した。ケンダルの兄と妹は運動部の花形選手で容姿端麗だった。

事実上、外見が「すべて」だった環境で、家族はケンダルをどう扱っていいのかわからなかった。母親からは、赤ん坊のころは「黄昏泣き」（colic）がひどく、いつも泣いてばかりいたと聞かされた。「いくらあやしても泣きやまなくて、そのまま泣かせておくしかなかったそうです」。ケンダルはとても小柄で、2歳下の妹としばしば双子と間違われた。

そして、ひとりだけ違ったためにからかわれ、「家族全員が容認していた」ひそかないじめ

の対象になった。

現在のケンダルはメリル・ストリープをブルネットにしたような美人で、広い頬骨、吸いこまれそうな大きな緑の目、ポニーテールにまとめた茶色の髪がとても魅力的だ。成長するにつれて、「病弱そう」にもかかわらず「かわいらしい顔をしている」と言われることが多くなった。その些細なことに「救われたような思いでした」とケンダルは語る。

小学校に入るころには激しい腹痛と吐き気に襲われるようになり、体がだるくて学校へ行くのがつらいこともたびたびあった。「子ども時代の記憶といえば、『泣き言や文句を言うのはやめなさい』といつも両親に言われていたことばかりです」とケンダル。アルバムには家族と一緒に写っている写真がある。兄と妹と両親は両手を下ろしているのに、ケンダルだけはふくらんだように見えるお腹をぎゅっと押さえている。

10歳のときには、慢性の下痢に悩まされ、貧血気味で顔色が悪かった。その年、母親は大きな家族旅行を計画していた。「何かがおかしいと母に訴えたんです。喉が痛い、お腹が痛い、ずっと体がだるいと。でも母は『ばかなことは言わないで。私の気を引こうとするのはやめなさい』と取りあわなかった」

その後、かなりの時間がたってから、「やっとのことで母は私を医者に連れていってくれました」。医師は溶連菌感染症、扁桃炎、極度の低血圧と診断した。血液検査で貧血も判明し、ただちに治療が必要だった。

家族は予定どおりカナダにスキー旅行へ行き、ケンダルも連れていった。抗生剤と鉄剤を服用しながらの旅行だった。「両親は私にスキー板をかつがせて山を登らせるつもりでした。うちの家族では、誰かが病気になったら、まるでその人が悪いことをしたと言わんばかりだったんです。弱っているんだから元気を出すべきだと。山を登りながら、雪の中に突っ伏して倒れそうだったのを覚えています。どうにかして脚を動かしてリフトまでたどり着きました」。ケンダルはひとりで部屋に戻ったときのことを思い出す。「ベッドに横になって、ぶるぶる震えていました。誰も来なかった。しばらくして、やっと母が来たと思ったら、『あなたは自分で体調管理もできないのね』と怒鳴られました」

処方された鉄剤を飲み切ると、母親は娘が回復したと考えて、引き続き診察を受けさせなかった。その年、ケンダルに強迫性障害の症状が表れはじめた。「落ち着こうとして、その場をぐるぐる回っていました。ある日、母に訴えたんです。『止まれないの。止まりたいのに止まれない』。すると母は私をじっと見つめてから、くるりと背を向けて部屋を出て行きました」

ある晩、「夕食の席に着こうとしていたとき、父が兄と妹の前でぐるぐる回りはじめたんです。私の真似をするかのように。兄も妹もお腹を抱えて笑いました。私は何ごともなかったようにじっと座っているしかなかった。動揺したら、余計にからかわれるだけだから」

誰ひとり、ケンダルを除け者にするのが悪いことだとも、慢性の腹痛や不安を抱える彼女を助けるべきだとも考えていないようだった。「みんな、私の頭がおかしいと決めつけて、からかっても構わないと思っていました。私は格好の標的、群れの中のひ弱な子馬だった」

あるときケンダルは学校の保健室へ行き、養護教諭は熱が高いので迎えにきてほしいと母親に連絡した。電話口から「仮病じゃないんでしょうね」という母親の鋭い口調が聞こえた。やがて迎えにきた母親は、ケンダルに向かってこう言い放った。「あと2時間くらい我慢できなかったの？　おかげで真昼間に迎えにくるはめになったでしょ」

ケンダルの両親は機能不全家族の世代間連鎖の犠牲者だった。「父方の祖母は父が幼いころに自殺して、家族はそのことにいっさい触れませんでした。口にすることを禁じられていたんです」。ケンダルは次のように指摘する。「だから父は母を敬愛していて、冷淡な母親だなんて疑ってもいなかった。理想の母親像として崇めたかったんだと思います。ずっと完璧な母親を探し求めていたから。けっして自分を置いていなくなることのない母親を。だから、いつも母の味方に立って、すばらしい母親だというイメージを傷つけようとしなかった。自分にはいなかった母親のイメージを」。実際、「母親というのはこの世界の中心的な存在だ。そのことを忘れてはいけない」というのが父親の口癖だった。

「私は完璧な構図にふさわしくなかった。私のせいで台無しだったんです。だから、みんなひどく腹を立てていた」

思春期に入ると、ケンダルの健康状態はますます悪化して、吐き気も下痢も止まらなくなった。兄と妹に〝Ｋｉｔｓ〟というあだ名をつけられたのは12歳のときだった。〝Kendall Is a

Toilet Sitter〟（ケンダルはトイレに座りっぱなし）を略したもので、彼女があまりにも頻繁にトイレに行くので、2人はいつもそうやってはやし立てていたのだ。それ以来、兄も妹もケンダルを「キッツ」と呼ぶようになった。両親は止めるどころか、「父や母には〝カミーユ〟という別のあだ名で呼ばれていました――グレタ・ガルボの映画『椿姫』（Camille）から取った名前で、主人公は結核で死にかけていて、最初から最後まで激しく咳こんでいるんです。私が疲れたと言おうものなら、両親は『ああ、またカミーユの登場だ』とため息をついた。あるいは、『仮病も、泣き言も、悲劇の女王気取りも、怠けるのもやめなさい』とぴしゃりと言うこともありました」。

そのころ、父親が何かと面倒を見ていた大学の野球部の後輩が近所に越してきた。彼は複雑な家庭で育ったが、スター選手だった。あの人には温かい家庭が必要なの、と母親は子どもたちに説明した。ある日、その青年は見るからに動揺していた。そのときの出来事をケンダルは振りかえる。「母が座って、彼をやさしく落ち着かせてなだめていた光景は一生忘れられません。自分の母親が、ほとんど知らない他人に対して、私には一度も示してくれなかった愛情や思いやりを注ぐのを見ているのはつらかった。チームのためにスーパースターを万全のコンディションに保つことが、自分の娘が生きるか死ぬかよりも大事だったんです」

それでもケンダルは言う。「20代までは、十分にいい両親だったと思っていました。美男美女で、家族で贅沢に暮らして、あちこち旅行にも行った。私を大学まで行かせてくれた。私の経験したことが普通だったかどうかは考えていませんでした。子どものころの生活は申し分なかったと思っていた。問題だったのは私のほうだと。とにかく自分が恥ずかしくてたまらなかった。トイレに入り浸っていたことや不安を抱えていたことが。建物に入ったり飛行機に乗ったりするときには、真っ先にトイレの場所を確かめていたから。私は普通ではなかった。母から見た私の姿を自分の本当の姿だと思いこんでいたんです。悪いのは体のあちこちの不調ではなくて自分自身、私の弱すぎる性格なのだと」

ケンダルが疑問に思うようになったのは、何年もたってからのことだった。「母はなぜ私の体を治そうとしてくれなかったのか。『いったいどうしたのかしら、どうやったら助けてあげられるのかしら』となぜ一度も言ってくれなかったのか」

22歳で大学を卒業すると、ケンダルはソーシャルワーカーの事務所で受付として働きはじめた。「ある日、12歳くらいの女の子がお母さんと一緒に来たんです。女の子はぐるぐる回っていて、お母さんは心配そうでした。これは治療が必要なのかと事務所の人に訊いたら、強迫性障害の症状だと教えてくれました」

その瞬間のことは忘れられなかった。その後、ケンダルは企業のイベントプランナーとなり、20代半ばにはビジネスマンのグループを率いて世界じゅうを飛びまわっていたが、その間も「下痢、吐き気、強迫障害、ひどいパニック発作を必死に隠していました。不健康な自分を見られたら、誰も愛してくれないのではないかと不安だった。だから、とにかく健康で元気に見えない姿は隠し通しました」。ケンダルは「汚くて、誰からも愛されない、不完全な存在になることが何よりも怖かった」。

そんな彼女の人生に最初の転機が訪れた。「子どものころに近所に住んでいて、私の両親や家族のことを知っている年配の女性が、当時私が暮らしていた街のそう遠くないところに越してきたんです。それで、ときどき会ってお茶をするようになりました」。この女性が「私の心理療法士となってくれました。彼女は間近で私が成長する様子を見ていた。家族の秘密も知っています。祖母が自殺したことや、父が酒浸りだったことも」

ある日、この女性から驚くべきことを打ち明けられた。「私たちきょうだいが幼かったころ、父が『かなり深刻なうつ状態』で、『びっくりするほど激しく怒る』ことを心配していたそうです」。自分の家族を知る者が、両親のことを完璧ではなく欠点があると見ていたとわかって、「まさに目からうろこでした」。

だが、自分の育った環境が普通だと思いこんでいたケンダルは、大人になってからも医師の元を訪れることはなかった。そして35歳で結婚し、最初の子どもが生まれると、またしても体の不調に見舞われる。「めまいがして、体に力が入らなくなりました。1日にほんの数時間しか起きあがれなくて、あとはずっと横になっていなければならなかった。食べたものもほとんど吐いた。心配でたまりませんでした。どうやって赤ちゃんの世話をすればいいのかと」

あるとき、赤ん坊を乗せて車を運転している最中に吐き気に襲われ、慌ててブレーキを踏んだ。

ケンダルは身震いして振りかえる。「私は病気になることは許されないと信じて育ちました。幼い子どもの母親は病気になるわけにはいかないと思う人も多いと思いますが、私の場合は度を越していました。すぐによくならなければ生きている価値がないとまで思いつめていたんです。早く元気になる方法を見つけないと、病弱でみっともない自分のままだと。よくならなかったら、もうおしまいだと思っていました」

ほぼ毎日吐くようになった時点で、ケンダルはようやく医師を訪ねた。医師はケンダルの状態に驚き、すぐに「典型的なセリアック病」の疑いがあると告げた。

検査の結果は、やはりセリアック病だった。食べ物に含まれるグルテンに対して体内で自己抗体が作られ、その抗体がグルテンを攻撃するだけでなく腸の組織を破壊する自己免疫疾患だ。それに加えて、重度の貧血も判明した。

彼女の通院歴を聞いて、医師は尋ねた。「なぜいままで誰も助けてくれなかったんですか?」

ケンダルの体では甲状腺に対する自己抗体も作られていた――自己免疫性甲状腺炎である。そして血管迷走神経性失神（失神、めまい、極度の疲労を引き起こす自律神経系の病気）とも診断された。いままでさんざん「カミーユ」「トイレに座りっぱなし」などとからかわれてきたケンダルは、一夜にして4つの病気の患者となったのだ――2つの自己免疫疾患と血管迷走神経性失神、貧血。

医師は地元の病院に紹介状を書き、定期的に鉄剤の点滴を受けられるように手配した。その病院で3つ目の自己免疫疾患が見つかった。リウマチ性疾患のシェーングレン症候群である。

最初、ケンダルは、まだ子どもだった25年前にはセリアック病は容易に診断できなかったかもしれないと自分を納得させた。しかし医師の話では、彼女の場合はきわめて症状がはっきりしているという。両親が適切な治療を受けさせさせれば、「当時の」小児胃腸科専門医でも気づいた可能性は十分ある。少なくとも専門医の診察を受けていれば、炎症性腸疾患と診断され、食生活を変えることと定期的な鉄剤の服用を指示されていたはずだ。

いま、ケンダルはこう語っている。「あのころの私が経験したのは、両親によるまぎれもない医療ネグレクトでした。正直なところ、その事実はいまでも完全に理解できません。自分が悪いわけではなかったとは思えないんです」

ケンダルが最初に連絡してきたのは、小児期の逆境と成人病の関係について書いた私の記事がきっかけだった。メールを受け取ってから会ってみると、ケンダルはさっそく話を始めた。「子どものころの出来事と大人になってからの病気との関係について読んで、言葉を失いました。何度も読みかえしました。あの瞬間、目の前から霧が晴れたようだった。これは私のことだと直感的に思いました。ぜったいに間違いないと。自分が精神的なダメージを受けたことには気づいていましたが、体にもダメージを受けていたとは思いもよらなかったんです」とケンダルは説明する。「性的虐待や身体的虐待を受けていなければ、不満を口にするべきではないと思っていました。でも、免疫システムにとっては、ストレスの原因が何であるかは関係ありません。違いを判断できないから。子どものころの私にも判断できなかった」

セリアック病も強迫障害も遺伝的な要因があるかもしれないということは、ケンダルもわかっていた。「でも、子どものときにずっと辱めとネグレクトを受けていたせいで、マッチの火で済んだかもしれないものが燃え盛る炎になったんです」

ケンダルのＡＣＥスコアは「６」だった。

「怒りを覚えたり両親を責めたりはしたくない」とケンダルは言う。「小さくて感受性の鋭い子どもだった私に、世代間連鎖のネグレクトの矛先が向けられただけです。両親も子どものころに同じように虐待やネグレクトを受けていて、それをそのまま私に向けた——そうするように教えこまれたから」

小児期の虐待経験を持つ女性の多くは不安症やうつ病、自己免疫疾患を併発し、その割合は男性をはるかに上回る。それだけでも気がかりな問題だが、さらに気になる要因がある——そもそも小児期に経験する逆境の数は女性のほうが多いのだ。

ヴィンセント・フェリッティとロバート・アンダが最初に逆境的小児期体験（ＡＣＥ）研究の成果を発表したとき、フェリッティは、女性のほうが「５つ以上のＡＣＥ項目に当てはまる人の割合が男性より50パーセント高い」ことに驚いた。

ＡＣＥスコアが高いほど、成人後の神経や身体の炎症、疾患の確率も高くなる。「女性は生まれつき線維筋痛症、慢性疲労症候群、肥満、過敏性腸症候群、慢性疼痛といった原因不明の健康問題を抱えやすいという見解が医学界で主流であるため、有害な小児期のストレスは見過ごされがちです」とフェリッティは考える。１００以上の自己免疫疾患を含む他の病気も、男性よりもはるかに高い確率で働き盛りの女性を襲い、生活に支障をきたす。主要な病院の診療部長や一流の研究者たちは口をそろえる——アメリカの中年女性は男性にくらべて慢性的な健康障害（自己免疫疾患、うつ病、片頭痛、慢性疲労、線維筋痛、腸疾患、背部痛など）を抱えている割合が非常に多いため、「現代の歩く負傷兵」と呼ばれてもおかしくないと。だが、小児期の負荷と成人女性の健康障害の関係は、医学界ではまだ認識されておらず、現段階でフェリッティの主張は、女性の健康と生涯の幸せが大きく影響する社会的現実において、「医学の見落とし」を指摘したものと言える。

では、女性だけが早期の逆境と慢性の免疫介在性疾患の結びつきがきわめて強いのはなぜなのか。ＡＣＥ研究によって、その理由が明らかにされている。小児期において、ストレス要因に対する体と脳の反応は男女で異なるのだ。

女の子と早期の逆境と自己免疫の関係

女性の小児期の予測不能な慢性有害ストレスと自己免疫疾患の相関関係を詳しく調べるため

に、ジョンズ・ホプキンズ大学ブルームバーグ公衆衛生学部およびメイヨー医科大学で毒性学を研究しているデリサ・フェアウェザー准教授に話を聞くことにした。女性、性差、自己免疫障害の研究における第一人者で、カイザー・パーマネンテとCDC（疾病管理予防センター）による最初のACE研究に参加した1万5357人の成人について、1995年にヴィンセント・フェリッティ、ロバート・アンダとともに画期的な論文を共同執筆している。フェアウェザーはACE研究の参加者全員の診療記録に目を通し、小児期の逆境体験と成人後の自己免疫疾患の発症および入院に関連があるかどうかを調べた。

私たちはボルチモアのダウンタウンのレストランで会った。小柄なブルネットのフェアウェザーとのランチデートは和やかな雰囲気で、とても毒性学研究室の責任者として運営や助成金の申請に1日11時間も費やしているような女性には見えなかった。だが、その科学に対する熱意には圧倒された。

フェアウェザーはACE研究でリウマチ性関節炎、紅斑性狼瘡、甲状腺炎を含む21の自己免疫疾患に着目した。最初の結果は驚くべきものだった。「ACEと自己免疫疾患の関係は、とくに女性の場合に突出していて、こんな数字は誰にも信じてもらえないのでは、と思ったほどでした」。データを何度もチェックし直しても、「小児期に逆境を経験した人のうち、相当数が成人後に自己免疫疾患で入院していました——さらに、そのうちの相当数が女性でした。逆境の数が多いほどリスクは高まり、成人後のある時点で自己免疫疾患の治療のために入院する確率も上がります」。

ＡＣＥスコアが1点ずつ増えるにつれ、21の自己免疫疾患のいずれかで入院する確率は20パーセント上昇していた。つまり、ＡＣＥスコアが「3」の女性は「0」の女性にくらべて入院の確率が60パーセント高いということになる。

一方、男性の場合は、ＡＣＥスコアが1点増えると入院の確率は10パーセント増えていた。この結果からも明らかな相関関係が認められる。それでも、小児期の逆境が入院が必要なほど深刻な疾患につながるリスクは、女性が男性の2倍だった。

「ストレスは自己免疫疾患の症状を悪化させます」とフェアウェザー。「だから、何らかの慢性の炎症疾患が小児期のストレスと関連しているとしたら、それは自己免疫疾患だと予想していました。でも、その関係がこれほど強力だったとは夢にも思いませんでした」

フェアウェザーは続ける。「多くの研究で、ＡＣＥと慢性疾患の関係を発見するには、ＡＣＥスコアが『4』か『5』の患者を調べる必要があります。ところが自己免疫疾患では、『2』の女性にも発症率の大幅な増加が認められました」

予想外の厳しい結果に、フェアウェザーはＡＣＥスコアが「2」以上の女性と自己免疫疾患の発症確率の関係は報告しないことにしたと打ち明ける。「ＡＣＥスコアが高い人にとって、相関関係はきわめて大きな意味を持ちます。だから、誰にも信じてもらえないと考えたんです――これほど極端な数字は論文に掲載されませんから」

ＡＣＥスコアが「６」のケンダルを見てみよう。フェアウェザー、フェリッティ、アンダの研究によれば、逆境の経験がまったくない女性にくらべてケンダルが成人後に発症する確率は１・４倍となる。その数字が示すとおり、ケンダルは52歳で３つの自己免疫疾患と診断された。

実際、自己免疫疾患を一つでも抱えていれば、他の疾患を発症する確率は３倍となる。

女性であること、小児期に逆境を経験していること、成人後に重度の自己免疫疾患を発症することの相関関係は、喫煙と肺がん、飲酒運転と事故、避妊なしのセックスと妊娠に匹敵するほどだ。

フェアウェザーたちは、18歳以前に逆境を経験した成人の３人に１人が、およそ30年後に自己免疫疾患で入院していることも突き止めた。とりわけ紅斑性狼瘡、リウマチ性関節炎、シェーングレン症候群などリウマチ性疾患が多かったという。そしてフェアウェザーによれば「その８割が女性でした」。

この相関関係は世界各国の研究で裏づけられている。自己免疫疾患にかかる女性の割合は、男性に対して平均で３倍だが、特定の病気についてはこの比率がさらに高くなる。慢性甲状腺炎（橋本病）の男女比は１対10、紅斑性狼瘡、シェーングレン症候群、抗リン脂質症候群、原発性胆汁性肝硬変はそれぞれ１対９だ。自己免疫疾患は65歳以下の女性の10大死因の一つに入っている。

フェアウェザー、フェリッティ、アンダの研究対象に多発性硬化症は含まれていないが、最近になって、この病気の患者が小児期トラウマ質問票（ＣＴＱ）のスコアがかなり高いことが明らかになった。したがって、やはり小児期のストレスとの関連は否定できないだろう。ちなみに、多発性硬化症もおもに女性がかかる自己免疫疾患である。

フェアウェザーの研究結果を正しく理解するには、そもそも男女は生理的に異なるということを思い出す必要がある。一般に、女性は男性よりも小柄で、心臓や肺も小さい。それでも新たな命を生み出すために胎児を宿す余裕がある。

「女性は心臓や肺、そのほかの器官も小さいのに、男性とまったく同じ機能を求められます――酸素を送り出して、血液を循環させ、速く走って、すばやく考え、１日に16～17時間起きていなければならない。そのうえ、子どもが子宮の外でも生きていけるように胎内で育てるための栄養も必要です」とフェアウェザーは語る。いわば半分の体で倍の役目を果たしていると言えよう。

それが可能となるのは、エストロゲンというホルモンの分泌量が男性よりもはるかに多いからだ。エストロゲンは、ほかのいくつかのホルモンと同じく伝達物質の役割を果たし、ある細胞グループから別のグループに情報や指示を伝える。このホルモンは卵巣だけでなく、副腎からも分泌される。

女性は、コルチゾールという副腎皮質ホルモンを含む糖質コルチコイド（ＧＣ）の分泌量も多い。GCやコルチゾールは炎症を抑制する働きによって女性を守る――少なくともストレスに対する闘争・逃走反応が正常に機能している際には。

たとえば、けがをしてすぐさま感染を防ぐ必要がある場合、糖質コルチコイドが炎症を促すタンパク質を抑えることで炎症を抑制する。このGCの抗炎症作用のおかげで、妊娠中の女性がとつぜん炎症と戦うことになっても流産の危険はない。たとえ傷を受けたり病気になったりしても、胎芽を保護して出産まで無事に育てるのは自然の法則だ。私たちの免疫システムは、つねに新たな命を授かる能力を守る態勢にあるのだ。

このように、男性よりもコルチゾールの分泌量が多いのは、ストレス反応が正常に表れている限り利点となる。エストロゲンも免疫システムが抗体を作り出すのを促進する。抗体にはウイルスや細菌など外部からの侵入者を追い払う役目がある。

そのため、「女性が風邪を引いたりワクチンを接種したりすると、男性とは異なる、より強い免疫反応を示します。つまり、私たちの抗原抗体反応のほうがはるかに強力なのです」とフエアウェザーは説明する。

一方でデメリットもある。エストロゲンには女性の体内で自己抗体の数を増やす働きもある。この自己抗体（自分自身の組織に対して作られ、体そのものを攻撃する抗体）は、あらゆる自己免疫疾患において器官や組織を攻撃して傷つける。

度重なる慢性的なストレス要因は発達段階の脳に変化を引き起こす。その結果、炎症反応の調節がきかなくなり、炎症は気づかないうちに少しずつ広がる。女性は糖質コルチコイドの分泌量が多いせいで厄介な状況になる、とフェアウェザーは指摘する。「男性はもともとコルチゾールの分泌が少ないため、ストレスとなる出来事が起きると、炎症をうまく抑えるためにコルチゾールの血中濃度が急激に上昇します」

それに対して、女性はエストロゲンの働きで最初から糖質コルチコイドの値が高い。「通常、健康でストレスのない女性はコルチゾールが多く分泌されます」とフェアウェザーは説明する。ところが、女性――とくに少女――がストレスとなる出来事に出くわして炎症反応がコントロールできなくなると、男性には起こらないことが起きる。糖質コルチコイドの分泌量が減るのだ。つまり、女性の体は炎症を抑制できなくなる。

女性は10歳前後で思春期に入り、それとともにエストロゲンが増えはじめる。すると抗体や自己抗体も多く作られるようになる。わかりやすく言えば、女性が慢性ストレスに直面すると、糖質コルチコイドの炎症抑制作用が低下する。一方でエストロゲンの分泌量は多いままなので、自己抗体が大量に作られることになる。

自己抗体が多く、体内システムの調整がきかない。フェアウェザーによれば、この状態は「成人後に自己免疫疾患を発症する確率を大幅に引きあげます。とくに多いのは、紅斑性狼瘡やシェーングレン症候群といったリウマチ性の疾患です」。

こう考えるとわかりやすいかもしれない。糖質コルチコイドは堀に架ける跳ね橋のようなものだ。

城の中にいる者を守るために必要な数の兵士（＝抗体）だけを入れ、敵軍（＝自己抗体）は排除する。とりわけ若い女性の場合、エストロゲンの働きによってこうした敵の自己抗体が多く作られる。ところが慢性的なストレスを抱えこむと、通常は体を守る糖質コルチコイドが役目を果たせなくなる。すると跳ね橋が下がり、敵の自己抗体が全面的な攻撃を仕掛けてくるのだ。

フェアウェザーはこう付け加える。「炎症や自己抗体が器官を傷つけるには、ストレスのきっかけとなる出来事から何週間、何カ月、場合によっては何年もかかります。12歳で慢性ストレスを受けていたとしても、それによって引き起こされた免疫の損傷が診断のつく疾患となるまでに30年以上かかるケースも少なくありません」

したがって本人はもちろん、医師がストレスを受けていた子ども時代と成人後の病気の関係を見抜けなくても無理はない。

だが、男女で差が生じる理由は、思春期の女性がエストロゲンを多く分泌することだけではない。メリーランド医科大学のマーガレット・マッカーシー教授（神経科学）によると、男性の回復力は「大量のテストステロンによってプログラムされる」男性の免疫反応に起因する。テストステロンは免疫システムを抑制するため、男性はメニエール症候群をはじめ、多くの自己免疫疾患にかかる確率が低いのだ。

こうした発見にもかかわらず、女性の自己免疫疾患を見逃す医師は多い。最近の調査では、女性は正しい診断を受けるまでに平均で4年半のあいだに5人の医師にかかっていることが明らかになった。しかもそのうちの半分近くは、初期のころに「クレーマー患者」と見なされていた。

脳の性差を研究しているマッカーシーは、女性のほうが自己免疫疾患を含む慢性の病気にかかりやすい理由として、さらに仮説を立てている。「現代社会では、女性のほうが男性よりも多くのストレスを受けているという十分な根拠があります」。女の子は思春期に多くの逆境を経験する傾向にあるだけでなく、男の子にくらべて、毎日の生活で対人関係のストレスにさらされる機会が多いことが判明した。

女の子のほうが「魅力的ではない」「セクシーではない」あるいは「はしたない」「太っている」「胸がない」といった批判を受けやすい。それればかりか、女性は一生を通じて病気にかかりやすく、男性と同じだけ働いても給与は低く、子育てや介護に時間を取られてキャリアを築くことが難しい。そして成功した女性は、積極的というよりも強引、強いというより目障りだと見なされることが多い。

女の子はそうした差別がまん延しているのを見て育つ。それだけでも免疫システムにダメージを与える慢性的なストレス要因となり、エピジェネティック変異や疾患の引き金となる。「女の子がストレスの多い環境で育つという考えは、これまで挙げた理由を否定するものではなく、むしろすべての要因が絡みあって病気を引き起こしているのです」とマッカーシーは説明する。

「それなのに、こうして女性の体を社会的なストレスが蝕んでいることの重要性を医師は真剣に取りあげようとしません」

虐待を受けた女性は、この相関関係が驚くほど顕著だ。トラウマからの回復を研究する精神科医で、『身体はトラウマを記憶する　脳・心・体のつながりと回復のための手法』（紀伊国屋書店）の著者であるベッセル・ヴァン・デア・コークは、近親相姦を経験した女性はトラウマのない女性にくらべて免疫細胞の割合に異常があることを発見した。こうした女性には特定タイプの細胞の増殖が見られる。すなわち、「脅威に対して免疫システムを過剰に反応させる細胞が増殖し、必要のないときでも防御態勢を取っている。たとえそれが体内の細胞を攻撃することになったとしても」とヴァン・デア・コークは言う。その結果、自己免疫疾患のリスクが高まるのだ。

女の子の脳は傷つきやすい——男の子にはない仕組み

ACEスコアが「1」で慢性のうつ病にかかる男性の割合は10パーセントで、女性は18パーセント。同様にACEスコアが「4」以上だと、成人後にうつ病を発症する男性は33パーセントと、かなり高い割合だが、女性の場合は約60パーセントにまで跳ねあがる。有害なストレスがうつ病や不安症といった神経炎症疾患に進展するリスクについても、自己免疫疾患と同じく、女性は男性の倍近くだ。

ウィスコンシン大学で児童・思春期精神医学を研究する精神神経科医のライアン・ヘリンガ准教授は、最近ある調査を行った。「ウィスコンシン大学による家族と労働の研究」でヘリンガの研究チームが長期にわたって追跡調査している平均的な18歳の少年少女64名に対して、逆境の経験を尋ねた。

具体的には、「子どものころに『ばか』『なまけ者』などと呼ばれたことがある」、「家族に傷つけられるようなことや侮辱するようなことを言われた」、「両親は自分が生まれてきたことを後悔していると思う」、「家族の誰かに嫌われていた」などの質問に「当てはまる」または「当てはまらない」で答える形式だ。それ以外にも、より明らかな身体的虐待、性的虐待、心理的ネグレクトに関する質問も含まれている。

その後、全員にＭＲＩ検査を受けてもらい、不安を処理し克服する脳の３つの領域のつながりを調べた。

そのうちの一つの前頭前皮質は思考を分析し、熟考し、行為や行動を決定する役目を担う。言ってみれば経験値のシミュレーターのようなものだ。日々の生活では、私たちは実際に行動を起こす前に頭の中で試してみる。あるいは過去に出会った人、訪れた場所、起こった出来事に対してどう感じるか、昔のボーイフレンドと約束しているランチなど、近い将来の予定についてどう感じるかを判断することもできる。

前頭前皮質は扁桃体の合図で思考の処理を開始する。扁桃体には不安や感情を感知する機能があり、脅威や恐怖を感じたり、危険な状況にいることを思い出したりすると、闘争や逃走の反応を引き起こす。

3つ目は海馬だ。海馬は記憶を保管し、扁桃体から送られてくる本当の危険信号と偽の警報を区別する。

ヘリンガが解説する。「夜、家でホラー映画を見ているとします。このとき海馬は前頭前皮質に対して、ここは自分の家で、これはただの映画だから、闘争・逃走反応を起こしたり怖がったりする必要はないと伝えます」

この3つの領域をつなぐ脳回路が正常に機能しているかぎり、脳はこのような仕組みになっている。このつながりの強さはMRI画像によって確認することができる。

逆境を経験した少年少女は、何も経験していないグループにくらべて、前頭前皮質と海馬のつながりが大きく異なっていることをヘリンガは発見した。

ある程度は予想された結果だったが、名前の呼び方やからかい、両親による叱責、愛情の不足といったきわめて一般的な、どの家庭でも見られるごく些細な小児期の逆境を経験したグループでもこうした脳の変化が認められた。

その結果、「日常生活において、いつ、どこで安全だと感じるべきか否かということについて、海馬は前頭前皮質に正しい情報を伝えられなくなる可能性がある」。虐待は自覚していないものの、安全な環境とそうでない環境をはっきり区別できなかった少年少女にも脳の変化は起きていた。それによって、「過度に用心深く、いまにも精神的または身体的脅威が訪れるのではないかとつねに警戒している」状態となる恐れもある。

ヘリンガの研究は、たとえ軽い程度の逆境であっても、それが長期にわたれば警報を鳴らして炎症を引き起こすということをはっきりと裏づけたのだ。

両親にとっては気がかりな結果かもしれないが、たまたま仕事で疲れているときに子どもに対してイライラしたり、子どもがゴミを出すときにゲームのスイッチを切らなくて不満に思ったりすることを言っているのではない。つい親としての立場を忘れ、目に入れても痛くないわが子をきつく叱りすぎて後悔する人はいくらでもいる。注意が必要なのは、自分自身が健康や経済的な問題などを抱えて余裕がない親だ。あるいは、子どものころに愛された記憶がなければ、いざ自分が親になっても、子どもをどう育てていいのかがわからないかもしれない。ヘリンガはこう指摘する。「そうした親は、みずからの過酷な状況に対処しようとしているだけで、子どもに八つ当たりをするつもりはない。自分の置かれた環境で精いっぱい努力している立派な親なのです」

けっして責めているわけではない。

だが、度重なるストレスが大事な子どもにどのような影響を及ぼすのかがわかっていれば、もっと子どもの心に寄り添う親、コーチ、相談相手となれるだろう（この問題については第8章で説明する）。

ヘリンガの研究では、もうひとつ驚くべき発見があった。ネガティブな経験は、性別を問わず、発達段階の脳において前頭前皮質と海馬の神経のつながりを弱めることがわかったのだ。ただし若い女性の場合は、不安を感知する扁桃体と前頭前皮質のつながりも弱かった。

これは何を意味するのか。ヘリンガによれば、「前頭前皮質と扁桃体のネットワークは、不安をはじめとする感情的な反応をコントロールします」。つまり、日常生活のさまざまな出来事に対してどのような感情を抱き、それをストレスや危険だと見なすかどうかを判断するのに重要な役割を果たす。

「小児期に逆境を経験した少女で、この脳のつながりが弱い場合、これから先、経済的問題、ちょっとした運転ミス、人間関係、家族の諍いなど、軽いストレスに出くわしても、通常より不安や心配を強く感じるかもしれません」とヘリンガは言う。

脳の神経のつながりが弱い少女は、10代後半には不安症やうつ病を発症する確率が高い。ヘリンガが自身のクリニックで数年間にわたって観察してきた若い女性の患者についても同じことが言える。こうした女性たちは「つねにびくびくしているように見えます。怖い状況とそうでない状況の区別がつかなくなってしまったかのように」。彼女たちは逆境を経験しなかった同年代の女性がまったく感じていない不安や心配に苦しんでいた。

ヘリンガによると、小児期の虐待は脳の不安回路の調整機能を損なうという。また、虐待が少女の前頭葉、扁桃体、海馬のつながりに及ぼす影響は「女性が成人後に不安症やうつ病を発症するリスクが高い原因を解明するのに役立つかもしれません」。

一方、脳に対する小児期の逆境の影響を別の角度から調べた研究者もいる。イェール大学医学部の精神科教授で、気分障害研究プログラムの責任者であるヒラリー・P・ブラムバーグは、小児期にトラウマを経験した12歳から17歳までの少年少女42名を調べ、逆境の種類によって影響を受けた脳の部位が異なることを発見した。

たとえば、身体的虐待を受けた場合は前頭前皮質および島皮質に萎縮が見られた。「島皮質は身体帰属感や個人の主体性と関わりがあります」とブラムバーグ。「この発見は、身体的虐待を受けた子どもがしばしば訴える解離症状がこの部位の委縮に関連している可能性を示しています」。子どもが自分の心と体を切り離そうとするのは、それが自分の身に降りかかる恐怖から逃れるための唯一の方法だからだ。そうした子どもは心の中で「どこにでも行く」。ひねられているのは自分の腕ではない、叩かれているのは自分の顔ではない、性的虐待を受けているのは自分の体ではないと言わんばかりに。

心理的ネグレクトを経験した子どもは、感情を調節する脳の部位が委縮する。心理的な虐待は「感情を調節する脳の回路の発達を妨げ、思春期にうつ病となるリスクを高めます」。

ブラムバーグは、特定の脳の変化は性別に基づいているという驚きの事実も発見した。逆境を経験した少女は、前頭前皮質、扁桃体、海馬を含む脳の感情調節やうつ病に関連する領域で灰白質の量が減少している傾向がある。

それに対して少年は、衝動や行動をコントロールする尾状核で灰白質が減少していた。

この男女による脳の変化の違いは、ともに小児期に逆境を経験した「少女の気分障害、少年の衝動制御障害のリスクをそれぞれ高める要因となっている可能性があります」とブラムバーグ。

もちろん、少女が注意力や衝動のコントロールの問題を抱えることもあれば、少年が逆境の影響でうつ病や不安症になる場合もある。その点については、どの児童精神科医も認めるだろう。また、虐待を受けたことのない子どもがうつ病、不安症、注意欠如多動性障害（ADHD）になる可能性もある。食事、遺伝、化学物質、ウイルス、感染……発症にはこうしたものがすべて関連しているからだ。だが、逆境が脳に与える影響と男女の違いが明らかになったおかげで、思春期の不調の原因を少しでも解明できるかもしれない。

ローラが10歳のとき、母親は結婚生活に不満を抱え、不安やうつ状態に悩まされていたせいで、娘に対して日常的に暴言を吐いていた。スティーブンが7歳のときには、父親は仕事と経済的なプレッシャーに押しつぶされ、湖でサンダルをなくした息子を怒鳴りつけて「もやしっ子」とばかにした。こうしたストレスによって、発達段階の若い脳でニューロンの刈りこみが行われる。

ローラもスティーブンも、しばらくのあいだは何の問題もないように見えるだろう。家庭での出来事を誰にも話さず、学校では笑顔で過ごし、勉強もがんばる。ところが思春期を迎えると、脳の中で通常の発達期の刈りこみが行われ、不要なニューロンが取り除かれる。すると、正常に機能する脳回路をつくるのに必要なつながりが欠けた状態で、気分の調整、危険の察知、生存といった働きをこなそうとする。

その結果、日常生活のさまざまな出来事に対処することがきわめて困難になる。ローラは感受性が鋭く、つねに不安や恐怖を抱えている。大小の意見の相違にどう対処するべきか、判断するのが難しい。ストレスを感じる出来事とそれ以外のことの区別が曖昧になり、心の底でたえず不安が低いうなり音を立てている。

スティーブンの場合、海馬と前頭前皮質のつながりが弱まっている可能性があるため、判断の良し悪しについて考えることが苦手だ。そのせいで優柔不断で言動にまとまりがないと思われるかもしれない。また、おそらく尾状核も変化しているせいで、衝動的な行動をうまくコントロールできないだろう。

動物を使った実験がこの説を裏づけている。マウスの脳の海馬に軽度の炎症を起こさせると、安全な環境とそうでない環境を認識することができなくなった。神経炎症が特定の神経回路を破壊し、そのため意思決定が困難になり、物ごとの可否を判断できず、適切な選択ができない。

その結果、世の中はじつに生きにくくなる。

女の子、小児期の逆境と成人後のうつ病の遺伝的関連

「CRH受容体1」（CRHR1）というホルモン調節遺伝子は、逆境を経験した男性をうつ病や不安症から守る役割を果たす。

ジョージア州エモリー大学医学部のケリー・レスラー教授（精神医学、行動科学教授）は、不安が脳の健康に与える長期的な影響に関する神経生物学研究の第一人者だ。小児期の逆境と成人期のうつ病との相関関係は高いものの、トラウマを経験した人が全員うつ病になるわけではない。女性は明らかにかかりやすい一方で、一部の男性（そして女性）は思春期や成人後にストレスにさらされても回復する。

レスラーは特定の結果をもたらす可能性のある遺伝子構造、虐待の種類、性差の関係について調べた。とりわけ注目したのはCRHR1多様体だ。この遺伝子が小児期のトラウマ――そしてストレスホルモンの分泌――を抑えるのではないかと考え、レスラーは対立遺伝子「A」と呼んだ。

他の多くの研究と同様に、レスラーの研究チームはうつ病は男性よりも女性の患者が圧倒的に多いことを発見した。また、フェリッティとアンダが指摘したように、小児期にひどい虐待を受けた女性ほど、うつ病の発症率が高いということに気づいた。中程度から重度の虐待経験を持つ女性が44パーセント、これに対して男性は35パーセントにとどまった。一番の理由は、

女性のほうが子どものころに性的虐待を受けた割合が大きいからだ。一方、男性は身体的虐待のほうが多かった。

レスラーは都市部の公立病院および産婦人科クリニックの待合室で1000人以上の被験者を募集し、心理的虐待を経験した人、身体的虐待を経験した人、性的虐待を経験した人、まったく虐待を経験していない人の4つのグループに分類して、虐待を経験した人については、さらに3タイプのうち1つ以上で中程度から重度の虐待を受けた人を別のグループに分けた。

3タイプの虐待（心理的、身体的、性的）はすべて成人期のうつ病と相関関係があった。だが、それまでに誰も気づかなかった実態が浮かびあがった。

条件に「性別」を追加したところ、驚くべき結果が表れたのだ。CRHR1の対立遺伝子「A」を持つ男性は、「小児期に虐待を受けても、かなりの割合でうつ病の発症から守られていた」

この対立遺伝子を持つ男性は、小児期のトラウマが成人期のうつ病につながるリスクが低いのに対して、女性の場合はそうした違いが見られなかった。これは注目すべき点である。というのも、レスラーによれば「これはストレスの調整に大きく関わる遺伝子の配置」で、女性のうつ病発症率が男性の倍である理由の一つと考えられるからだ。

もちろん、うつ病にかかる若い男性も多い。だが、運がよければ、CRHR1が小児期の逆境がうつ病へと発展するのを防ぐテフロン遺伝子の役割を果たすかもしれない。他の研究もこれを裏づけている。サウスカロライナ大学医学部で行われた実験では、小児期に逆境を経験した女性が現在のストレス要因（この場合は研究室でのストレステスト）に直面すると、同じ境遇で同じストレスを受けた男性にくらべて、コルチゾールをはじめストレスホルモン全般の分泌量が多くなることが明らかになった。

マーガレット・マッカーシーもACEによるうつ病発症率の性差について研究している。そして、発達段階の子マウスの脳において、新しいニューロンの成長（ニューロン新生）が雄と雌で大きく異なることを発見した。生後1週間で、新たに発生するニューロンの数は雄が雌の2倍だった。これは重要な差であるとマッカーシーは指摘する。なぜなら、多くのニューロンが形成されることによって、雄は早期の逆境を含め、自分の身に起きた悪いことを「忘れる」からだ。「理論上は、大人になると男性は嫌な子ども時代のことを女性ほど覚えてはいないことになります。ニューロンが作られるたび、新しいニューロンが古いものを押し出して取って代わり、それとともに記憶も更新されるからです」。今後の研究によってこの仮説が実証されれば、小児期の逆境によって女性が大きな影響を受ける理由がさらに解明されるだろう。

とりあえず現時点でわかっているのは、逆境が自己免疫疾患やうつ病に発展する確率は女性のほうが高いということだ。女性には、小児期の逆境の結果、コルチゾール反応が高まって炎症反応を抑制できなくなる遺伝的傾向があるため、全体的に健康問題を抱えやすくなるのかもしれない。逆境を経験した女性は、不安やストレス反応を軽減する脳の領域のつながりが断絶し、成人期のうつ病のリスクが高まる。そして男性は、小児期のトラウマがうつ病に発展するのを防ぐ遺伝子があるものの、行動障害や注意力血管障害を起こしやすいと考えられている。

残念なことに、少女のほうが少年よりも予測不能な慢性有害ストレス（ＣＵＴＳ）を経験する機会が多いことはさまざまな研究で証明されているにもかかわらず（ＣＵＴＳは少女の体の組織にうつ病や自己免疫疾患につながる影響を及ぼす）、こうした相関関係が存在し、それが重要であることを理解している医師はきわめて少ない。

これについて、ヴィンセント・フェリッティは次のように述べている。「どの内科医もＡＣＥスコアの高い患者を１日に数人は診察します。通常はそうした患者が最も難しい。多くの場合、女性です。そのため、その症状や、病気と治療に大きく関わる隠れた原因が見逃されることも多いのが現状です」

だとしたら、小児期の逆境を経験したアメリカ人の64パーセント（男女を問わず）が、勇気と忍耐を持って、愛情に満ちたまともな生活を送り、精神的に成長を遂げているのはすばらしいと言わざるをえないだろう。

第5章
人並みの家族

親の愛情は人生に必要なものだ。愛されて、本当の自分を理解してもらい、これから先の人生を支えてくれると感じていれば、子どもは身体的にも精神的にも安定して過ごすことができる。小児期の逆境と成人期の健康問題の関連が明らかになる以前は、研究者は成人の健康と親の愛情の量は比例すると考えていた。

１９５０年代の初めにハーバード大学で行われた調査では、１２６名の健康な男子学生を対象に、父親と母親との関係を「とても良好」「普通」「悪い」の中から選ばせて、両親が彼らに対してどれだけ愛情が深く、正面から向きあい、思いやりにあふれていたかを理解しようと試みた。

それから35年後の１９９３年、心理学者が50代、60代になった当時の学生の診察記録を見ると、過去の調査で母親との関係を「普通」または「悪い」とした男性の91パーセントが、中年に差しかかるまでに心臓病、高血圧、潰瘍などの深刻な病気と診断されていた。そして、母親とも父親とも関係が「普通」または「悪い」と答えた男性は、１００パーセントが――一人残らず――中年までに深刻な病気にかかっていた。

母親との関係が「とても良好」だった男性では、50代までに45パーセントが病気になるにとどまった。父親に愛されていると感じていた男性も、病気の割合は低かった。

次に、学生が両親を表すのに選んだ言葉に注目して統計を取ってみると、父親も母親も肯定的な言葉で表現しなかった男性のうち、95パーセントが心臓病、高血圧、その他の病気を患っていた。家族の病歴、本人の喫煙や離婚歴の有無、両親の死亡や離婚は関係なかった。

ジョンズ・ホプキンズ大学でも同様の調査が行われている。医学部の男子学生の両親との関係と40～50年後の健康状態について調べたところ、関係がよくないと答えた学生は中年以降にがんにかかる確率がはるかに高かった。

ハーバード大学とジョンズ・ホプキンズ大学の研究者は、成長の過程における両親との関係性が病気の最も大きな要因であると結論づけた。実際、両親の愛情の不足は、喫煙、飲酒、両親の離婚、親の死、有害な環境物質などよりも成人後の病気の大きな要因だった。

自分の両親よりもよい親になりたいとき

スタンフォード大学の神経科学者でマッカーサー・フェローを受賞したロバート・サポルス

キーは、最近ツイッターで次のように発言した。「親であることほどノイローゼになるものはない。自分のあらゆる行為、考え、怠慢の結果を心配するのだから」

小児期に逆境を経験して育った人の多くは、自分がどのような親になるのかが心配になる。

シンディは８人きょうだいの末っ子で、カトリック教徒の家庭はつねにめちゃくちゃな状態だった。

シンディの母親はアルコール依存症者のいる家庭で育ち、19歳で最初の子どもを産んだ。シンディが予定日よりも２カ月早く生まれたときには、一番上の姉はすでに10代だった。そのころには「母は16年以上も子育てをしていました」とシンディ。

「大きくなるにつれて、私には母が戦争の犠牲者のように思えてきたんです」とシンディは振りかえる。「私は早産だったせいで、生まれたときはほかのきょうだいよりも目が離せなかったと聞かされていました。そのことが、少なくとも私にとってはうれしかった」

親としての未熟さは両親の家系から受け継がれたものだった。父方の祖母は若くして未亡人となり、シンディの父親と５人の兄弟を厳しく育てた。「父も母親から受け継いだ厳しさで私たちを支配していました」

シンディが小さいころに両親は離婚し、父親は家を出ていった。そしてシンディが12歳のとき、母親が宣言した。「私はもう30年も親をやってきたから、これからは自分の人生を生きたい。あなたたちはお父さんのところへ行って面倒を見てもらいなさい」。

父親の再婚相手は夫の連れ子にお金を使うのを嫌がり、「私たちの歯医者の治療費にも文句を言っていました。私は学校では優等生で、父もそれを認めてくれた。だから、ある意味では父とうまくやっていけたんです」。そう言って、シンディは弱々しくほほ笑んだ。「おかげで私は救われました。父はとにかく結果を重視するタイプで、成績がいいと褒美をくれましたが、いつもプレッシャーをかけられていました。Aを取ると、『なぜA+じゃなかったんだ?』というふうに。私の成績は諸刃の剣になって、父からは『おまえは自分で学識があると思っているんだろうが、常識はまったくない』と言われるようになりました。けっしてそんなことはなかったのに」

だが、そうした辱めも「父が兄にしたこと」にくらべればたいしたことはなかった。「父は私に手を上げることはありませんでしたが、両親が離婚したときに9歳だった兄には本当に容赦なかった」。シンディには忘れられない光景があった。「兄が11歳ぐらいのとき、私の目の前で床に押し倒されて、ひたすら殴られていたんです。兄は家の壁に手当たり次第に穴を開けた。それほど怒って傷ついていた。父はとにかく力で支配しようとする人でした。そんな父を、母は恐れおののいて見ているだけだった。そして父は兄をさんざん傷つけた挙句に責任は取りませんでした」。シンディの兄は少しのあいだ大学に通ったが、すぐに退学した。

もうひとりの兄も大学へ進み、やがてテラスの施工会社を始めた。「父が兄に言った言葉はいまでも覚えています。『おまえが私の息子だと、恥ずかしくて誰にも言えやしない。釘を打って暮らしているだけじゃないか』

私はきょうだいが苦しむのを見てきました。両親から家を出るように言われた姉は、20代でグループホームに行き着いた。もうひとりの姉は薬物依存症になった。でも、私は黙って見ているしかありませんでした」。10歳か11歳くらいで「目からうろこが落ちた」ときのことをシンディは思い出す。「心の中で自分に向かって話しかけていたんです。ここから出たいのなら自分の力でどうにかするしかないと。テストやレポートで毎回いい点を取るのは、言ってみれば生き延びるための手段でした。とにかく早い段階から逃げ出す計画を立てていました」。作戦は成功し、シンディは有名な大学の教養学部を卒業した。

ところが、20歳のころからシンディの免疫システムは壊れはじめていた。「流行のインフルエンザや風邪にことごとくかかるようになったんです」とシンディ。「感染が次の感染に姿を変えて、1年近くずっとよくならなかった。慢性の尿路感染症にもかかって、トイレに行くのが怖くてたまらなかった。心配と不安で症状が悪化して、まさに試練の時でした。まるで免疫システムが戦うのに疲れてしまったかのように」

やがて、シンディは鋭い筋肉の痛みを感じるようになった。「20代前半のある日、首がひどく痛んで――どこで痛めたのかもさっぱり見当がつかずに――ベッドに寝たまま頭が上がらなくなったんです」。免疫機能の低下、感染リスクの増加、筋肉の痙攣と痛み――20代になったばかりだというのに、耐え難い苦痛で衰弱した老人のような体だった。

シンディは懸命に働いてキャリアを築き、きわめて周到かつ慎重に、父親とはまったく違うタイプの、互いに心から愛しあえる男性を探した――「相手を批判せず、きちんと人の話に耳をかたむけて、相手のよいところを見出す人」を。そして、幸運にも24歳で夫と出会った。「不安が取り除かれて、精神的に楽になるのを感じました。彼は私がずっと求めていた、安定した心の拠り所だったんです」

ところが人生が安定するにつれて、シンディは少しずつ自分の精神的な不安定さを思い知らされた。「夜中にパニック発作に襲われることがあって、そういうときは夫が何時間もじっと耳をかたむけて私をなだめてくれました」。だが、そのうちに「彼にとっては不公平だと気づいたんです。だから言いました。これから先ずっと、あなたの肩で泣くことはできるけれど、対等なパートナーに成長しなければならない。どこかが欠けているのは嫌。あなただって、いつかは聞き役に、つねに強い側でいることに疲れるはずだって」。

「自分がどんな親になるのかが心配でたまらず、子どもを持つことは想像もできなかった。「私には親になる能力がない、子どもに昔の自分のつらさを味わわせてしまうのではないかと不安でした。もっとすばらしい生き方があるのはわかっていたから。人生はこんなに苦しいものではないと」

自分が過去にとらわれていることを理解していたシンディは、夫に言った。「私が精神的に安定して、子どもに必要なものを与えられるようになるまでは、子どもは欲しくない」

長男を授かったのは30代前半だった。「お互いに仕事の時間を減らし、2人でタッグを組んで何でも協力しあいました」。シンディは仕事が大好きで、息子はすくすく育った。おかげで35歳で第2子を産む決意ができた。2人目は女の子で、長男よりもずっと手のかかる赤ん坊だった。

「娘はむずかってばかりいました」とシンディは振りかえる。「泣くときは耳をつんざくような声で叫ぶんです」。彼女の娘は刺激にひどく敏感で、大きな音に動揺して反応した。泣きやませることができないと、シンディは心配になった。「心の中で自分は母親失格だと思いました。よい親の理想像を持っていなかったので、何が普通なのかわからなかった」とシンディ。「そのせいで、完璧で愛情にあふれた、どんなことにも気がつく親になろうともがいていました。自分の体にはほとんど構わずに。珍しく娘が眠ったときには、無理をして息子と遊ぶ時間を作りました」

娘が成長して落ち着いてくると、生活は少しずつ楽になった。「もっとも、それも更年期が始まるまででした」。シンディはふたたび心身の不調に見舞われた。若いころに苦しんだうつ病の症状やパニック発作が再発したのだ。インフルエンザのような疲労感にとらわれ、感情のコントロールが難しくなった。はりきって転職したものの、満足のいく結果は得られなかった。物忘れがひどくなり肩身が狭い思いをした。

「不安は子どもをのみこみ、親となった私たちものみこむ」という言葉のとおりだった。「やっとどんな出来事にも対処できる自信がついてきたというのに、夜中に目を覚ましてのたうちまわっていました。思いどおりの人生を送れないことで自分を責めた。つらい幼少期を過ごした人には、何年もたつと、過去の出来事はみんな非現実的に思えてきます。実際には何も起きなかったかのように。だから自分が受けた傷も忘れてしまう。子ども時代はとっくに過ぎたのに、どうしてまだこんなに動揺しているのか、自分でもわかりませんでした。なぜ前に進めないのか。更年期と仕事のストレスが重なって、子どものころのトラウマがよみがえった。そのせいで、長いあいだ忘れていた情緒不安定に苦しむはめになりました」

シンディは、「自分の過去が子どもたちの現在の生活に波及しないように」回復の手段を探す必要があると感じている。

反応しすぎる親

グレイスも幼少期の影響が子育てに及ぶことを心配している1人だ。

5歳の双子の女の子の母親であるグレイスは、41歳でとつぜん多発性硬化症と診断された。彼女は12歳のときに白血病の妹を亡くしている。そのときに骨髄ドナーも経験した。

子育てにはつねに不安がつきまとっているとグレイスは語る。自身の幼少期には「いつも靴が片方脱げたような状態でした。毎日、次は何が起きるんだろう、今夜はパパもママも家にいるのか、それとも病院に泊まるのか、妹は明日も生きているだろうかとばかり考えていました。

そのせいで神経系が大きく変化したんだと思います。もし4人で幸せに暮らしていたら何も変わらなかったはずなのに。両親は妹のことで頭がいっぱいだった。私もそのことはわかっていました。とても立派な両親だった。でも、私の親でいることと、妹に必要なものを与えることは両立できなかった。妊娠したときには、双子は健康に生まれてくるだろうか、無事に出産を乗り切れるだろうかと心配でたまらなかった。だけど、同じ時期に妊娠した友人たちはそんなストレスとは無縁でした。オンラインでかわいいロゴのついたベビー服を探したりして。私は頭の中でつねに最悪のシナリオを描いています」とグレイスは認める。

「以前、子どもたちと近所の公園にいたときに、片方の娘が走ってきて『ママ、あの男の子が意地悪するの。変な名前で呼ばれた』と泣いて訴えたんです。その姿を見た瞬間、ひどく動揺して震えていました。文字どおり両手がぶるぶる震えていた。とても冷静に話せませんでした。娘がどんなにショックを受けて傷ついたかと思うと、居ても立ってもいられなかった。気がつくと、2人の娘の手を握って、男の子の母親に向かって『あなたの子どもをどうにかして。いじめっ子なのよ』と叫んでいました。そして娘たちを引きずるようにして家に帰った。2人とも泣いていました。あの場面を思い出すだけで心がざわつきました。とにかく頭がいっぱいで、娘たちを慰めることもしなかった。ただ引っ張りながら、ああ言えばよかった、こうするべきだったとひたすら考えていました。こんな子育ては嫌なんです」とグレイスは言う。

「自分の不安にとらわれるあまり、子どものためにどうするべきかを冷静に、的確に、しっかり考えられない母親にはなりたくない。震える手でどうやって子どもを慰めるんですか？」。グレイスは、落ち着いて注意深く人生に対処する方法を身をもって子どもに示したいと思っていた。「たとえ家が火事になっても、子どもを外に連れ出して、消防士が火を消しているあいだに抱きしめながら『大丈夫、何の心配もないわ』と言ってあげられるような母親になりたいんです。でも、残念ながら私とは正反対のタイプですね」

別の逆境——たとえば親に愛情を求めても蔑ろにされるなど——を経験した人なら、グレイスとは正反対の行動を取ったかもしれない。自分の感情も子どもたちの気持ちも静め、過剰に反応せずに、忘れるように言い聞かせたかもしれない。「悲しまないで、泣かないで、あっちに戻って遊んできなさい」と。あるいは、ちょっぴり厳しく「泣きべそをかいてばかりじゃだめよ」と言い添えるか。

親が過剰に反応しても、ほとんど反応しなくても、小さい子どもは敏感に感じとる。嫌なことがあってママに言ったら、ますますママを悲しませてしまう——あるいは怒らせてしまう。どっちにしても、ママは私を（僕を）助けてくれない。

グレイスは言う。「自分が理想の母親でないのはわかっています。努力はしていますが、まだそうなれない。そのせいで自分を責めることもあります。そもそも人並みの母親って何ですか？」

子育ては人生で最も難しい、そしてすばらしい仕事だ。親として、自分の子どもにどんなときもやさしく抱きしめて守るという気持ちを伝えたい。まだ小さくて、腕に飛びこんできたころに注いだ愛情をずっと感じてほしい。いつまでも「いい子だね」と言ってやりたい。子どもは自分が親にとって世界でいちばん大事な存在だとわかっているはずだ。

だが、自分自身が問題を抱えている最中に子育てに気を配り、子どもが求めることにすべて応じるには、かなりの努力が必要となる。手に負えなくなったり、ぐったり疲れてしまったりすることもあるだろう。子どもはかならずしも思いどおりにはならず、ありあまるほどのエネルギーを持っている。思春期になれば身勝手で、羽目を外し、忘れっぽくて、反抗的で、道を誤ったりもする。そんな姿に困惑し、堪忍袋の緒が切れ、つい後悔するようなことをつぶやいたり怒鳴ったりするのは珍しくない。思春期の子どもを持つ親なら、我慢の限界を超えるのも時間の問題だろう。

家庭での経験がすべて「愛情にあふれて親密な」「温かく心地よい」「理解や共感を得る」こととは限らない。家庭にも不和は起こる――誰かの反応が別の人の混乱を招くこともある（私の友人に、家族の崩壊を「わが家の最高の日ではなかった」と言ってのける強者がいる）。

何気ないひと言（気の利いた、あるいは考え抜かれた言葉ではないが、小児期の逆境に発展するような意図はない言葉）が誤解され、子どもの心に突き刺さり、何年間も脳裏にこだまして、親が気づかないうちに怒りを買っているということもありうる。

いまは精いっぱい子育てをしていても、期待に応えられないこともある。親の未熟さは、できることなら忘れてほしい。

それでもACE研究や小児期のトラウマ質問票によって、まったく逆境のない家庭で育つ子どもは全体の3分の1程度にとどまっていることが判明した。つまり3分の2の家庭の親は、自覚の有無にかかわらず何らかの問題を抱えているということだ。そのストレス要因は、日常の出来事、病気、家庭の外の事柄、事故、親しい人との死別などさまざまだろう。

だが、ここでは自分が小児期に受けた予測不能な慢性有害ストレスが子育てに与える影響について、最新の神経科学の観点から考察する。大事なのは、一歩離れたところから正直に省みることだ。はたして自分は家族の生活でどれだけ過剰反応しているのか？

安心してほしい。たとえ答えが「とても大げさ」であったとしても、まだ手遅れではない。私たちにとっても、子どもたちにとっても。

ないものは出せない

「相手の愛から愛し方を学べ」という諺がある。だが、誰にも愛されたことがなかったら？

対人関係神経生物学における最近の研究によって、早期の喪失や予測不能な慢性ストレスが若い脳の神経回路を変え、その後に深い人間関係を築く能力が大幅に損なわれることが判明した。

ファミリー・セラピストで『育児室からの亡霊（ゴースト）』（毎日新聞社）の共著者でもあ

るロビン・カー・モースは、出生前および生後3年間にトラウマを経験した人は、恋人関係、夫婦関係、子育てにおいて過剰反応の傾向があることを突き止めた。

「脳は小児期から思春期にかけて発達しますが、子宮内や生後3年間に過ごす環境は、脳の基本的な構造や物質が形成される重要な期間です」とカー・モースは言う。

たとえば、赤ん坊が隣の部屋で言い争う大声を聞くと、脅威を感じて脳が警告を発する。すると赤ん坊の鼓動は強まり、呼吸が速く浅くなり、汗をかき、酸素が手足に送られて無意識のうちに闘争・逃走反応が起こる。だが、赤ん坊は闘うことも逃げることもできないので、「〝凍りつき〟と呼ばれる3番目の神経状態になります」とカー・モース。赤ん坊は泣いたり叫んだりせず、麻痺したようになる。この凍りついた状態がトラウマだ。

「発生したばかりの小さな神経系では、赤ん坊をトラウマ状態にするのに時間はかかりません。こうした心理的トラウマが繰りかえされると、小さな赤ん坊はこの凍りつき状態が長く続きます」

ひとたび脳が危険に対して過度に用心深くなると、ますます凍りつき状態に陥りやすくなる。次に起こることに備えて扁桃体がつねに警戒し、赤ん坊の周辺で危険信号を感知すると、小さな脳はたちまち警戒レベルを上げる。

この現象は「発火」と呼ばれ、ほんの小さな火花、些細なきっかけだけでストレスホルモンやストレス物質の炎が燃えあがり、赤ん坊の脳に過剰反応の嵐が巻き起こる。早期のストレスにさらされるのは脳に焚き付けを置くようなものだ。その結果、「幼少時に長期のトラウマを抱えていた人は、将来的にストレスの多い出来事に対して過剰反応を起こしやすくなります」とカー・モースは指摘する。

このプロセスは出生前から始まることもある。「妊娠中の女性がストレスを受けた場合、珍しいことではありません。しかし長期にわたって極度のストレスを受けつづけると、母親のHPA軸は闘争・逃走反応を起こしたままの状態となり、赤ん坊は大量のコルチゾールを浴びて育つことになります」とカー・モースは説明する。「これは胎児の神経系にきわめて大きな影響を与え、神経系機能が敏感になるため、赤ん坊は生まれたときからあらゆるタイプの刺激に弱いか、過度に用心深くなるのです」

母親が産後うつ、ネグレクト、過剰反応の場合、「赤ん坊が神経系の調節を覚えること」を妨げる。

新生児集中治療室（NICU）に入院するなど、避けられない出来事も発達段階の神経系に異常を誘発する。

子どもの生涯の健康には妊娠中の母親の健康状態も影響を与える。母親が妊娠中の一定期間にインフルエンザにかかると、ウイルスの影響で子どもが統合失調症や自閉症を発症する確率が高くなる。同様に、飢饉の発生している地域で身ごもって子宮に栄養が行き届かないと、子供は生まれてから健康問題を抱え、身長もあまり伸びない。それに対して母親が栄養をたっぷり摂れば、生まれた子どもは体が比較的丈夫で大きく育つだろう。こうした影響は数世代に及び、孫の健康を左右する場合もある。この研究によって、母親が経験した出生前のストレス要因が私たちの心身の健康に長期的な影響を及ぼす仕組みを理解することができる。

親のストレスを吸収する子ども

出生前のストレスが親から子に受け継がれる問題については、別の角度からも研究されており、なかには驚くべき結果もある。たとえばイスラエルのハイファ大学では、母親が妊娠前に受けたストレスもDNAによって子どもに遺伝する可能性が発見された。

軽度のストレスを与えた雌のマウスとストレスのない雄のマウスのカップルから生まれる子は、ストレスのない母親から生まれるマウスにくらべて不安を示す傾向が強かった。また、ストレスのかかった雌のマウスは、ストレスや不安に関連するホルモンの分泌を促す特定のタンパク質の合成が増えていた。このタンパク質が合成されるほど雌のマウスはストレスを感じ、子にもストレスがかかった。それだけではなく、不安を示す行動は母親から子にエピジェネティック（DNA配列の変化を伴わず）に遺伝していた。親がどれだけ子の世話をするかということには関係なく、このストレスタンパク質は過去にストレスを受けた雌の卵子にすでに高濃度で存在していたのだ――妊娠する前から。

このことから考えられるのは、雌の卵子は「ソフトワイヤード（オン／オフの制御可能な）情報」を伝えていたということだ。つまり、母親の卵子は子が生まれる前から母親のトラウマを伝えていた。

この研究はマウスを使った実験の段階に留まっている。人間の脳を部分的に取り出し、スライスして調べることはできないからだ。したがって、その仕組みの全容はまだ明らかになっていないものの、ストレスが母親の細胞から子どもに伝えられるという説を裏づけている。

親から子に伝わるストレスには、「共感ストレス」と呼ばれるものもある。ストレスの状態にある人を見ているだけで自分に身体的なストレス反応が起こるということは、さまざまな研究で証明されている。一緒にいる相手がストレスを感じていると、相手のストレスが精神的だけでなく身体的にも自分のものとなる。つまり、相手とともに自分のコルチゾール値も上がる。これが「共感ストレス」だ。

同じように、ストレスは乳児にも影響を及ぼす。いわゆる「情動感染」だ。カリフォルニア大学サンフランシスコ校（ＵＣＳＦ）では、この現象が母子間でどのように起こるのか、その仕組みの解明に乗り出した。「私たちが日常生活でのストレスや強いマイナス感情をコントロールする方法は、まず最初に親から教わります」と研究チームの責任者、サラ・ウォーターズが言う。そして、どうやらその手段は言葉や目に見える表情ではないようだ。

ウォーターズの研究チームは12～14カ月の乳児を持つ母親69名を選び、それぞれの母親と乳児に心臓血管センサーを取りつけて、母子が一緒にいるときの値を測定した。次に母親を赤ん坊から離し、あらかじめ用意した5分間の原稿を評価者の前で読んでもらい、続いてさらに5

分間の質問に答えてもらった。

3分の1の母親に対して、評価者は好意的な反応を返し、うなずきながら耳をかたむけ、ほほ笑みを浮かべ、興味津々に身を乗り出して聞いた。もう3分の1に対しては否定的な反応を示し、評価者は眉をひそめ、首を振り、退屈だと言わんばかりに腕を組んだ。残りの3分の1の母親は、評価者とのやりとりはまったく行わなかった。

すると、否定的な反応を受けたグループは心臓に負担がかかり、どちらかというと後ろ向きな気持ちでいることを認めた。

その後、赤ん坊を母親のもとに戻した。

否定的な反応を受けたグループの母親の腕に抱かれた赤ん坊は、すぐさま母親のストレスを感じとった。母親の生理的ストレスが大きいほど、母親の腕に戻された赤ん坊の生理的ストレス反応も大きくなった。具体的には、ストレスを感じた母親に接すると心拍数が急上昇した。

この月齢の赤ん坊は言葉を話したり、感じていることを表現したりはできない。ただ何かがおかしいことに気づいただけだ。母親がストレスを受けている。だから赤ん坊もストレスを受ける。

「赤ん坊は母親のストレス体験の余韻を感じたんです」とウォーターズは説明する。「私たちは見落としてしまいがちですが、赤ちゃんというのは、言葉や自己表現を身につける前から、世話をする人の感情に驚くほどうまく同調します。相手に対して『ストレスを感じているでしょう』と言ったり、『どうしたの？』と尋ねたりすることはできなくても、腕に抱かれたとたん、母親の精神状態に伴う体の反応に気づきます。緊張した口調、心拍数、顔の表情、におい、そして目には見えない母子間の〝ストレス感染〟によって伝わるんです」。このようにして、乳児は親のネガティブな感情をいつのまにか小さな体に吸収している。

とくに親になったばかりのころは、眠れない夜が続き、スケジュールは以前と異なり、ゆっくり話す時間を取ることもできず、育児方針も異なったりと、夫婦間の衝突が起こりやすいが、そうした両親の不和も赤ん坊の脳のストレス反応に影響を及ぼす。

眠っているあいだも含めて、赤ん坊は両親の言い争いによるストレスも感じとることが実証されている。オレゴン健康科学大学の研究員アリス・グレアムがそのことに気づいたのは、母親を対象に、自宅でパートナーとどれくらいの頻度で言い争いをするかというアンケート調査を行ったときだった。それと同時に、それぞれの6〜12カ月の赤ん坊の脳活動を機能的磁気共鳴画像法（ｆＭＲＩ）で計測した。

グレアムの研究チームはｆＭＲＩの撮影のあいだに眠っている赤ん坊にヘッドホンを装着し、通常の声と怒った声で読みあげた意味のない文章を流した。すると、怒った声を聞いたときに、自宅で両親が頻繁に言い争っている赤ん坊のほうがストレスや感情を処理する脳の領域でより強い神経反応を示したのだ。

親のストレス＝子どもの苦痛

親のストレスは子どもが成長するにつれて身体的健康に影響を及ぼす。たとえば、母親が不安症やうつ病を患っている場合、子どもの体には5～7歳ごろまでに頭痛、腹痛、疼痛、疲労などの症状が表れる確率がはるかに高い。この理由の一つとして、うつ病の母親は子どもの心理的要求に対する反応が通常の母親とは異なることが考えられる。

例を挙げると、グレイスは自身の感情にとらわれていたため――怒りがこみあげて過剰反応となるほどに――3歳の双子の娘が求めている慰めを与えることができなかった。そして娘たちも、母親から苦悩を自己調整する方法を学べなかった。

最近のある研究で、過去のネガティブな経験を克服したか、または自身の親との関係が良好だった母親は、人種や社会経済的地位を問わず、生まれたばかりのわが子の泣き声に応じてあやすのが上手だということがわかった。逆に、うつ病を患っているか、過去に対する感情を引きずっている母親は苦痛を示し（発汗量で測定）、赤ん坊の泣き声にうまく対処することができず、泣いている子の要求よりも自分のことに注意を向けていた。

子どもが不安をコントロールする際に協力を得られず、闘争・逃走反応のスイッチが入ったままになると、小児期から思春期、そして成人後も続く身体症状が出やすくなる。母親にあやされなかった幼児は、10代になるまでに肥満やメタボリックシンドロームになる確率が高い。自分を落ち着かせることを学ばずに思春期を迎えた子どもは、不健全な「自己なだめ行動」に走ろうとする。多くの場合、夜更かしをして、不安や不眠をまぎらわせるためにテレビを見て、大量のジャンクフードを食べたりする。

当初のＡＣＥ研究では対象外だった、社会経済的地位の低い母子に関する研究では、メタボリックシンドロームを含む成人病の多くが小児期の出来事に起因することが明らかになっている。さいわいなことに、経済的に不利な環境であっても母親がきちんと育児をしている場合は、比較的発症率が低い。両親に愛情を注がれ、ストレスの対処法を教えてもらった子どもは、そうでない子どもよりも健康だった。母親の愛情には、小児期の不利な環境から生じるメタボリックシンドロームを相殺する力があるのだ。

親以外のストレス要因――学校や友人

子どもの成長によくも悪くも影響を与えるのは両親だけではない。きょうだい、友人、スポーツチームのコーチ、教師などとの関係も重要となる。長時間、学校で仲間と過ごすあいだに経験するさまざまな出来事もストレス要因となりうる。実際、仲間外れやいじめに遭うと、生涯にわたって健康を害する恐れがある。

現在40歳のジョンは、ひどい胃腸障害と慢性疲労に悩まされている。自己愛の強い父親との葛藤と自身の成人後の健康問題の関係は理解していた。だが、ＡＣＥ研究の質問紙には「子どものころに経験したいじめ」の「チェックボックス」がないと指摘する。

ジョンによると、「中学1年生のときがとくにひどかった。東海岸からカリフォルニアへ引っ越してきたら、新しい学校で1人の生徒が『頭でっかち』と言って僕をからかいはじめたんです。文字どおり頭が大きいという意味で。そしてほかの2人を巻きこんで、どの授業でもその3人が僕を取り囲むように座って、先生の目を盗んでは、からかったりいじめたりしていました」。2年生になると、さらにひどくなった。彼らはジョンの物を盗むようになったのだ。ある日、科学の授業で「宿題を提出するときになって、その同じ奴が僕のリュックを取りあげたんです。もう我慢できなかった。いじめられるのはたくさんだった。僕はリュックを取りかえそうとして、お互いに肩紐を一本ずつ握って引っ張りあいになりました。そのうちに向こうが持っていた紐がちぎれて転んだ。彼は僕に突き飛ばされたと先生や両親に訴えて、僕は父にこっぴどく叱られました。母は僕を信じて味方してくれたけど、父は僕をかばってはくれなかった」。

いじめも成人後の病気や疾患につながる逆境の一種だ。最近デューク大学で、いじめの被害を受けたことがある9歳から21歳の男女1420名と、彼らをいじめた加害者を対象に追跡調査が行われた。定期的に全員のC反応性蛋白（CRP）の血中濃度を測定し、この全身性炎症マーカーを手がかりに医師が心疾患や他の病気であるか否かを診断する。いじめの被害者はCRP値が高く、被害の件数に比例して上昇していた。

「これほど長期にわたって影響を及ぼす社会的な逆境は、身体的虐待やネグレクトだけです」

と断言するのは、デューク大学の精神医学准教授で、この研究に関する論文の共同執筆者でもあるウィリアム・E・コープランドだ。「この種の社会的挫折は、これまで考えられていたよりもはるかに強力で長続きします」

それ以外の研究でも、いじめを経験した子どもはうつ病、不安症をはじめとする精神疾患の発症リスクが高いことが明らかになっている。仲間内の関係で社会的排除という苦痛を味わうと、その苦痛が体を傷つける。それは脳スキャンでも証明されている。たとえばゲームをやるたびに仲間外れにされるといった社会的苦痛は、身体的苦痛の感覚処理を行うのと同じ脳回路が活性化される。

16歳の少年少女800人が43歳になるまで追跡調査を実施した研究では、教師から同級生との関係に問題があると報告のあった対象者は、中年期に心疾患、高血圧、肥満となるリスクがきわめて高かった。これは家庭でも逆境を経験していたかどうかにかかわらず当てはまった。

最近の統計でいじめの件数が増えていることを考えると、これはとりわけ厄介な問題だ。このほど実施された安全調査では、アメリカの学校の生徒の約4人に1人が学校で普段からいじめを受けていることがわかった。小学6年生から高校3年生までの生徒は、最も被害者になりやすいと同時に加害者となる割合も多かった。全体の半数近くが学校のトイレでの嫌がらせやいじめを訴え、いじめを経験した生徒の多くが口実や何らかの方法を見つけて学校を休んだことがあった。

現在では、いじめは校庭から家庭内へと広がりを見せている。スマートフォンがあれば、いつでも、どこにいようと、いじめから逃れることはできない。憂慮すべきことに、高校生の約80パーセントがオンラインでいじめられた経験があり、約15パーセントは脅迫されたと打ち明けている。

多くの場合、家庭での問題と学校での問題は関連している。ジョンズ・ホプキンズ大学ブルームバーグ公衆衛生学部のクリスティーナ・ベサル教授は、生まれてから17歳までの子どものうち、48パーセントがACEの10項目中1項目を経験し、23パーセントが2項目以上を経験していることを発見した。2つ以上の逆境にさらされた子どもは、まったく逆境を経験していない子どもと比較して、留年または不登校の確率が2・5倍だった。年齢、人種、収入別に見ても、ACEスコアが「2」以上の子どもは注意欠陥多動性障害（ADHD）、不安症、うつ病など、何らかの精神、行動、発達障害を持つ割合は5倍近かった。とりわけADHDは3倍以上で、精神、行動、発達障害を持つ子どもの4分の3以上が小児期に逆境を経験していた。

別の研究でも、ACEスコアが「1」の子どもは、トラウマ、予測不能な慢性ストレス、ネグレクトの経験がない子どもにくらべて、学習および行動障害を持つ割合が10倍近いという結果が出ている。そして逆境を経験した子どもは、まったく経験のない子どもよりも行動または学習障害の割合が30倍にのぼった。学校では、こうした子どもには心理療法を伴うトラウマやPTSDの治療が必要だと理解されずに、ADHDだと見なされるケースも多い。どちらも症状は似ているが、治療法はまったく異なる。

学校での生活、成績、大学入試に対して、つねに心配や不安を抱えるだけでも大きなストレス要因となる。

ドキュメンタリー映画『レース・トゥ・ノーウェア（Race to Nowhere）』のヴィッキ・アベレス監督は、不健康な学校のストレスが長期に影響を及ぼしかねないとして警鐘を鳴らし、この慢性ストレスが若者の不安症、不眠、うつ病の発症率の急上昇にどう関連しているのか、それに対して私たちは何ができるのかを訴えている。現代の結果重視の風潮が、気づかれないまま放置されている新たな小児期の逆境を生み出していると、アベレスは考えている。

「結果重視の風潮が子どもに及ぼしている害を見れば一目瞭然です」とアベレス。「アメリカじゅうの子どもたちは毎日12時間を学校、スポーツ、宿題に費やし、社会の掲げる不可能な成功をつかみとろうとしています。心身を形成する繊細な10代に、この一か八かの詰めこみ教育を行えば、ほかの小児期の逆境と同じように、発達段階の子どもの脳や体にストレスホルモンが大量にあふれます――その結果、生涯にわたって繰りかえす不安症とうつ病がお膳立てされ、免疫システムが弱まり、感染や心疾患に対する抵抗力がぐんと下がるのです」。10代の子どもには極端な社会的プレッシャーがかかる。子どもたちは、よい点を取って一流の大学に入るという現代の度を越した熾烈な競争から抜け出せない――そして、失敗を恐れて不安に打ちのめされている、とアベルは言う。「将来の健康に対して、まさに時限爆弾のタイマーがカウントダウンしている状態です」

最近、アメリカ心理学協会が行った「アメリカにおけるストレス」という全国規模の調査で、アメリカの10代の若者が学校で感じているストレスは10段階で6に達することがわかった。これは精神的に不健康とされるレベルで、ほとんどの成人の参考値をはるかに上回っている。13歳から17歳の少年少女1000人以上を対象にしたこの調査では、多くがストレスのせいで苦痛を感じるか、うつ状態になっていると答えた。学校が「ストレスの些細な、または大きな原因」と回答したのは全体の83パーセント。4人に1人以上が学校生活を「極度のストレス」と考え、40パーセントが1カ月以内に学校で怒りや苛立ちを感じたことがあり、ほぼ3人に1人がストレスで泣きたくなったと答えている。

夏には、ストレスレベルは大幅に減少した。

多くの子どもは期待に応えようとするあまり、成長段階における通常のストレスよりも、はるかに過酷な環境にいる――目標の点数に届かずに落ちこむ日をやり過ごしたり、試験や大学入試直前のつらい時期を乗り切ったりしなければならないのだ。その結果、ストレス反応が起こる期間が長引く――多くの場合、9月から6月にかけて。それが慢性ストレスとなる。

ストレステストで高度のストレス状態を誘発する手順を思い浮かべてほしい。参加者は算数の問題を解いたり、評価者の前で短いスピーチをしたりすることを求められる――明らかに学校でのストレスを模したものだ。つまり、コルチゾール反応を急上昇させるために、ストレスの多い学校の環境を再現していることになる。言ってみれば、現行の高校や大学入試の制度のせいで高校が有害な実験室となり、生徒の心拍数、血圧、血糖値、ストレスホルモン値が跳ねあがって、免疫システムに異常をきたすのだ。

1回の試験といった短期間の場合にはそれでも構わない。切迫感を持ち、精いっぱいの努力でそれを乗り越えるのは、若者にとってよい経験となる。だが、来る日も来る日もその状態で、それが生徒にとって「当たり前の生活」となると、慢性ストレスは脳の構造を破壊し、エピジェネティック変異、より強いストレス反応、炎症、不調、うつ状態、疾患を引き起こす。それと同時に、勉強や成績の向上に重要な役割を果たす脳回路も破壊する。「このテストで点数が悪かったらどうなるんだろう?」と考えて、扁桃体がつねに警戒態勢モードになれば、よい結果を出すことは難しい。この10年間で「テスト不安」とともに、10代のストレスの割合、片頭痛症候群や背部痛などの慢性疼痛や病気の割合が上昇しているのも驚くことではない。公立・私立の進学校の多くが「ストレス工場」と揶揄されるのも無理はないだろう。こんにちの若者の多くが抱える学校ストレスは、「逆境的学校体験」と考えるべきかもしれない。

10代の若者が大学生になるころには、たとえ3分の1の幸せな家庭の出身者でも、扁桃体が感知するストレス状態をもたらす毎日のプレッシャーに慣れ、学業にも仕事のキャリアにも実力を発揮できなくなる可能性もある。家庭でも逆境を経験していれば、安心できる居場所はまったくない。

テストに次ぐテスト、学校やスポーツ、一流大学に入るための競争でのプレッシャー（その結果増える予測不能な慢性ストレス）、睡眠不足――これは回復力を高めたり、根性を鍛えたり、脳を活性化させたりするためのコツではない。むしろ脳を破壊するためのコツだ。

極端に言えば、ストレス要因が貧困か、長期にわたる虐待か、バスの中でのいじめかということは関係ない。あらゆるストレスが脳の構造に影響を及ぼす。

人間関係は小児期の細胞で決まる

またしても長く付きあった恋人と別れてから、ジョンは小児期の逆境が自身の健康や人間関係に及ぼす影響について、ますます関心を持つようになった。自分の行動パターンや、つねに付きまとう自信のなさの原因が子どものころの経験にあるのではないかと考えたのだ。「それをきっかけに、自分の過去がどのように現在を動かしているのか、詳しく調べてみることにしました」

ジョンは大学時代のことや大学院に進んだ時期を振りかえる。「父は僕がどんなことをしているのか、何を勉強しているのか、一度も尋ねたことはなかった。ぼくの仕事にも無関心だった。もっぱら僕が知らなさそうなことを教えるばかりでした」。数年後、ジョンがニューヨークの有名なシンクタンクに勤務していたころのことだった。両親と姉が訪ねてきたときに、急遽、仕事でおおぜいの聴衆の前でスピーチをすることになった。担当するプロジェクトについて説明し、仕事を始めたきっかけを話すよう頼まれたのだ。両親と姉がいる前で、ジョンは自身の関心や情熱について1時間ほど語った。「あとになってから、あの日、僕が公開討論会で話したことは、それまで父にはいっさい言っていなかったと気づきました」。終わってから、「母は『とてもすばらしい話だったわ。あなたを誇りに思う』と言ってくれたのに、すぐ横に立っていた父は何も言わなかった。ひと言も。あのとき、父は僕を褒めることができなかったんです」

そして、この「僕に対する敬意や愛情の欠如、僕は何の価値もないという思いこみが、僕たちの関係に深く根を下ろしていました」。

最近、ジョンの両親が新車を買うことにした。「僕がお金を出すからローンは組まなくていいよ」。ジョンは父親にそう言って車を買い、そのまま両親の家まで運転して帰ったが、ガレージに入れているときに父親が「へたくそだな」と文句を言った。「思わず悪態をつきました」とジョン。「父に向かって怒鳴りはじめたんです。でも、怒鳴りながらも、自分が癇癪を起こしたことに動揺していた。過剰に反応する人間にはなりたくなかったから。そんなふうになるのは嫌だった。父のようになるのは」

いまでも心の中で無意味なささやき声が聞こえてくる、とジョンは打ち明ける。「いまのままの自分は誰からも愛される価値がないと。誰と一緒にいても、その思いが無意識のうちに付きまとっている。それほど自分にまったく自信が持てないんです」

人間関係がうまく行かないのも、このささやき声のせいだと思っている。「僕の一番の望みは、自分に満足して周囲の人と楽しく過ごすことです。でも、誰かと親密な関係を築こうとするたびに自分で壊してしまう」とジョン。「僕は深い傷を負っていて、ありのままの姿に違和感を抱いている。そのせいで自信を持っている人とどうやって付きあえばいいのかがわからない。だから、その気まずさから逃げようとして、社会に馴染めない現実から逃れようとして、最も求めているものを拒絶してしまうんです。愛情を」

30代前半で心から愛していた恋人に別れを告げたとき、ジョンは自分を「徹底的に」責めた。自分のしたことの愚かさに気づいて悲しみのどん底に突き落とされた。「食べ物が喉を通らなくて5キロも痩せました。当時はまだ大学院に通っていて、仕事に向かう途中で何度も車ごと橋から落ちそうになり、そのたびに考えたんです。このまま川に身を投げたらどうだろう、どうせ自分は生きるに値しないのだからと」

最近では、ジョンは自分の振る舞いが「望んでいる以上に愛情に飢えている」ことに気づいた。「なのに、あいかわらず批判的で距離を置いているんです。僕は悪くないと言ってほしくて食い下がる。にもかかわらず相手を避ける。父にさんざん批判され、辱められて、その声を自分の中に取りこんだ。そしていまは自分の手で批判の芽を育てている。頭の中で『おまえは欠陥人間だ』とささやく声をどうしても消すことができない。だから誰かに解放してほしい。愛される価値のある人間だと言ってほしいんです」

40歳となった去年、ジョンは助けを求めることに決めた。「とにかく誰かと長く付きあいたいと訴えて、セラピストの前で泣き崩れてしまった」とジョン。「自分には一生無理だと思っていたんです」

彼は気づいていた。「どんな子どもにもある人生のきらめき、両親に励まされたこと、よくできた、がんばったと褒めてもらったこと――父は僕の中のそうしたきらめきを消そうとしていた。父自身がそれを感じていなかったから」

ジョンが感じている恥ずかしさは自分が原因ではなく、自己愛の強い父親に育てられたために植えつけられた感情だ。その結果、ジョンは自分が愛されたり求められたりするはずがないと思いこみ、不要な人間だと言わんばかりに振る舞う。親を信じることも心を開くこともできなかったせいで、愛や親密さという言葉が理解できないのだ。

精神の不安定さやストレスは、時間とともに体の不調や人間関係の悩みを引き起こす恐れがある。

だが、この場合も原因はそれだけではない。小児期の逆境は、感情を理解し、欲求を認識し、他人に共感する機能をつかさどる脳の領域に大きな変化を引き起こす。こうしたスキルは、どれも私たちが――とりわけジョンのような人間が――他人と理解しあい、関係を進展させるのに欠かせないものだ。

愛の神経生物学

神経科学者のルース・レニウスは、カナダのウエスタン・オンタリオ大学の精神科教授で心的外傷後ストレス（PTSD）研究部長を務めている。これまでに、トラウマや逆境による若い脳の神経系の変化が対人関係能力に及ぼす影響について研究してきた。

脳が休んでいるとき、大きなことが起きていないとき、つまり私たちが強い感情を抱いていないときは「アイドリング」状態であると、レニウスは解説する。このアイドリングのあいだ、脳の「デフォルトモード・ネットワーク」と呼ばれる神経回路のネットワークは、路上でアイドリング状態の車と同じように静かに振動している。デフォルトモード・ネットワークには、記憶に関連する部位や、思考を組み立て、他人の考えを理解し、自分の考えをまとめる部位が含まれている。これらはすべて脳内の思考プロセスに欠かせない重要な領域だ。

このネットワークはつねにスタンバイし、私たちが次にするべきことを理解する手助けをしてくれる。「この領域がしっかり結びついていれば、関連のあることとないことを判断できます。そうすると周囲の環境に何を求められても対応できるというわけです」とレニウスは説明する。「また、自意識や感情の状態をつかさどる部位とも密接につながっています」

トラウマを経験した人はデフォルトモード・ネットワークの結びつきがきわめて弱い。自意識、自分の根底にあるもの、安心や心の穏やかさに対する基本的な意識が薄い。いわば健康な脳にあるアイドリング状態がない。バランスに欠けているとも言える。レニウスによると、軽いトラウマ——ＡＣＥの予測不能な慢性ストレス要因——でもこの結びつきを傷つける場合がある。「脳スキャンでデフォルトモード・ネットワークが正常に機能していない脳の画像を見ると衝撃を受けます。ある意味では、デフォルトモード・ネットワークが結ばれていないと、人間はいわゆる自意識に欠けると言えるかもしれません」

度重なるトラウマで無力感が強まると、デフォルトモード・ネットワークが損傷を受ける。子どもは家やいじめっ子から免れることができず、逃げることも闘うこともできない。だから自分のいる場所で「凍りつき」状態になる。感情が止まってしまうのだ。

『ブレーンストーム（Brainstorm：The Power and Purpose of the Teenage Brain）』の著者で、対人関係神経生物学の分野でも活躍する児童精神科医のダン・シーゲルは、子どものジレンマを次のように説明している。「親がトラウマの原因の場合、子どもの脳は『生き延びるためにこの人から逃げろ』と命じます。でも、その一方で『この人のところに逃げろ——それが生き延びるための方法だ』とも命じるのです。

脳の一部分が『母親のところへ行け』と言い、脳幹が『逃げろ』と言えば、それは解決不能な生物学上のパラドックスです」とシーゲル。「脳の２つの回路が正反対の目的を持って動いている。子どもは両方を同時には実行できない。この２つの回路が一緒に機能して結合しようとするが、不可能なので、子どもの頭が寸断されるのです」

自分の感情や反応をコントロールできない親は、子どもから見れば怖い存在だ。つまり、日常生活における予測不能な慢性のストレス要因となる。子どもにとっては「感情が意味のないものとなります」とレニウスは言う。「感情が高まっても、感じるままに行動することはできないとわかっているため、苛立ちがつのる。その結果、感じている状態から自分を切り離し、周囲の出来事に無反応になるのです」

トラウマの原因が親の存在そのものではなく、親の死や重病、離婚などであっても、子どもは闘ったり逃げたりすることはできず、したがって闘争・逃走反応に対処できない。するとデフォルトモード・ネットワークが「オフライン」となりはじめる、とレニウスは言う。何が周囲の状況に関連するのか、次の行動を決めるためにどんなことに気づく必要があるのかといったことが理解できなくなる。「感情をシャットダウンすることが小児期を乗り越える唯一の手段となるのです」とレニウス。つまり、人生の早い段階で慢性的なトラウマを経験した人は、みずからの感情の状態に気づかないまま成長するケースが多い。

そして何年もたってから、この凍りつきやシャットダウンが人間関係に大きく影響する。不愉快な感情を無視する、自分自身や他人に思いやりを示すことができない、困っている人に背を向けるといったことがあるかもしれない。危険な状況や不健全な関係に気づかずに、乱れた有害な環境に足を踏み入れ、抜け出せなくなるかもしれない。それが自分にとって安全で馴染みがあると考えて。場合によっては、何の前触れもなくほとんど無反応の状態から、いきなり感情が高ぶることもあるだろう。恋人、要求の多い友人、家族に対して無理をしすぎる。そろそろはっきりと境界線を引くべきだという心の合図に気づかないからだ――そして、自分が受け取るよりも多く与えていることに気づいて怒りが爆発する。

レニウスは、若いころにトラウマを経験した患者がふたたび自分の感情に気づくように手助けをしている。正確には、はじめて気づくように（詳細は第7章を参照）。「彼らの多くはポジティブな感情を抱いたことがありません――感じる能力に欠けているんです。何かうれしいことを感じたとたん、たちまちネガティブな感情がこみあげてきます」

これを裏づける調査がある。その結果、幼いころに親を亡くした子どもは、他の子どもにくらべてかならずしもネガティブな気持ちが多いのではなく、単にポジティブな気持ちが少ないだけだということが判明した。調査では、参加者に対して40の気持ちに関する言葉が示された。早くに親を亡くした人は、否定的な言葉をネガティブにとらえていたが、脳波を測定したところ、肯定的な言葉も（「愛情あふれる」「思いやりがある」「やさしい」「うれしい」「幸せ」「夢中になる」）ネガティブにとられていた。別の研究でも、幼いころに親を亡くした子どもは自尊心が低く、寂しさや孤独を感じ、気持ちを表現するのが苦手だという傾向があることがわかった――親の死から71年の歳月が過ぎていても。

脳スキャンで調べてみると、感情の認識能力に欠ける人は重要な領域で神経回路のつながりが失われていることが判明した。感情に気づかない度合が高いほど、デフォルトモード・ネットワークだけでなく、「島皮質」と呼ばれる脳の部位でも活性化された神経回路が少ない。この島皮質というのは、内受容感覚への気づき――その瞬間の感覚に私たちの意識を向けさせる体の合図にどれくらい気づくか――に関連している。たとえば、暗い通りを歩いていて、ふいに腕の毛が逆立ち、鼓動が速くなって何かがおかしいと感じる。するとたちまちパニック状態になる――背後に足音が聞こえる前から。体はそうした信号を送って、私たちが身を守れるように危険を知らせる。

レニウスはもうひとつの事実を発見した。感情の乏しい人は大脳皮質の活性化されている部分が少ない。つまり、「内省的ではなく、精神的に感じることに気づかない、あるいはそれを深く考えることができないのです」

このように感情を認識できない、あるいは人間関係で自分が不和や摩擦の原因となっているかもしれないと意識しなければ、パートナーや親にとっては問題となる。自己管理をするには、まずは何を管理するべきかに気づく必要があるからだ。気づかないと自分の行動を意識できず、意識できないと、人生で最も大切な人間関係をどうやって改善していいのかがわからない。

レニウスのｆＭＲＩ検査では、早期のトラウマが感情をコントロールする能力に影響を及ぼす脳の部位で活動を減少させることも明らかになった。感情を調整してストレスから立ち直るのに苦労すると、ちょっとしたことで怒りが「燃えあがる」ようになる。拒絶や不当だと思ったことには過剰に反応し、不一致や不和には反射的に反応するかもしれない。きわめて攻撃的になったり、議論をふっかけたり、必要以上に自分の身を守ったり、激怒するかもしれない。レニウスによれば、感情をコントロールできないと「強い感情を和らげる能力が低下して、感情的な反応を調整する扁桃体が過活動になります。すると、不安、罪悪感、恐怖、恥ずかしさ、苦しみといった強い感情がますます強くなるのです」。そして、目の前の人物や物に対してむやみに反応する。

あるいは、まったく逆の場合もある。心配のあまり感情を処理できずに黙りこみ、全面対決を避けておとなしく引き下がる。喪失感や裏切られたという気持ちでいっぱいになるかもしれない。

ほとんどの場合、小児期に逆境を経験した人は2つの心理状態を行き来する――一方では、自分が本当は何を感じているのかがわからないため、心のスイッチを切って感情を押し殺す。もう一方では強い感情にとらわれ、厄介な関係をきっかけにみるみるコントロール不能に陥る。

小児期に複数のトラウマを経験した人は、いくつもの領域で脳の発達が妨げられ、成人後にさまざまな影響が表れる場合もある。そして自身の行動や、それが他人に与える影響について、まったく気づいていないかもしれない。「そのタイプの人は、概して感情の認識能力に欠けているため、2つの心理状態を行ったり来たりして抜け出せないこともわかっていない可能性があります」とレニウスは指摘する。

他人への愛着は生物学的プロセス

赤ん坊や幼い子どもがおなかをすかせたり、おもらしをしたり、何かを怖がったりしたときに、誰かが自分の世話をしてくれて要求が満たされることに気づくと愛着が生まれる。そして安心する。

たいていの場合、要求が満たされると――食事を与えられ、おむつを交換してもらい、親にあやしてもらうと――その後も少しずつ愛着が強まっていく。寂しい思いや怖い思いをしたときにいつも慰めてもらえば、やがて自分を落ち着かせる方法を学ぶ。

人間の行動をコントロールし、子どもに自分が誰なのか、どれだけ存在価値があるのかということを教える――自意識や他人とのつながりを築くための――脳回路は、親が子どもの要求に応えるたびに発達する。このような初期の関係によって、健全な人間関係を築くのに必要な脳のさまざまな領域が発達する。

赤ちゃんがにっこりして、お母さんがやさしく語りかけ、赤ちゃんが笑いながら答え、お母さんがほほ笑む。このちょっとしたひとときに、母親はわが子と気持ちを重ね、子どもが表しているることをそのまま返している。この経験――見られて理解されること――が赤ん坊の神経回路で符号化される。

だが、安心や安全に対する基本的な要求が満たされなければ、健全な方法で不安を和らげてもらうことの意味や、人生や人間関係で避けがたいストレス要因に直面したときに自分を落ち着かせる方法を知らずに大人になる。そして、愛着が十分に形成されない。どの精神分析医も、子どもは1人以上のおもな養育者と愛着を育む必要があると口をそろえる。でないと、生涯にわたって自身の感情をうまくコントロールできず、将来、健全で成熟した人間関係を築けなくなるという。

愛着に問題を抱えている人の多くは、なぜ思いどおりに周囲の人間と親しくなれないのかが理解できない。そして、このシナプスが結合されていない状態を一種の拒絶や孤独と感じる。カットを思い出してほしい。「20代から30代前半にかけては、人間関係で行き詰まりを感じたことはなくて、いつも相手の問題だと思っていました。いまになって考えると、自分が過剰に反応していたことに気づいて、やっと行動に責任が持てるようになりました」。いまでは、カットは自分がしばしば不安になるのがわかる。安心を「際限なく求め」た挙句に、「パートナーが十分になだめてくれないと辛辣な態度を取るか、黙りこみます」。それと同時に、近すぎる関係にも耐えられなかった。「ほんの些細なことで、子どものころに感じた悲しみや不安、パニックがこみあげてくるんです。そのことに気づく前は、批判的になったり、責めたり、支配しようとしたり、喧嘩腰で議論をふっかけたりしていました」。関係が「めちゃくちゃに崩壊」するたびに、相手が自分を愛していなかった――愛せなかった――という思いがますます強まった。

そのようにして、カットの脳の結合されていない領域は長いあいだオフラインのままだった。

ジョンについては、親密な関係を心から欲しながらも自分で壊してしまう行動は、小児期の父親との不安定な愛着の表れだと言えるだろう。

愛着の問題は、どのような親になるかにも影響する。最近、ミネソタ大学児童発達研究所で、73名の子どもを生まれたときから青年になるまで追跡した調査が行われた。

両親にあまり構われなかった子どもは、思いやりがある面倒見のよい両親を持つ子どもとくらべて、成人後の恋人や配偶者との関係が大きく異なる。幼いころに両親との関係が希薄だった青年は、過剰なマイナス感情に対処したり、パートナーとの衝突を解決したりすることが苦手だった。落ち着いて愛情にあふれた両親と愛着を築いた子どもは、大人になってから衝突を解決する能力に秀で、不安や怒りを手に負えなくなる前に抑えて前に進んでいた。

当然のことながら、母親との愛着を育んだ子どもは恋人との関係も良好で、長期間にわたって幸せを感じていた。

同じように長期的な調査で、オレゴン州在住の家族を3世代にわたって追跡したものがある。温かく、冷静で、過剰に反応せず、子どもの活動に関わっていた両親は、思春期の子どもの人格形成だけでなく、彼らが親になって子育てをするときのスキルにもプラスの影響を与えていた。両親の前向きな習慣、日常生活で過剰反応を抑える能力は子ども、そして孫の世代にまで受け継がれていたのだ。

さらに別の大規模な調査では、25～74歳の約1000名の男女が、子ども時代の母親との関係は父親との関係よりも良好だったと答えている。これはとりわけ男性に当てはまった。理由はわからないが、「父親は息子に厳しく娘に甘い」という言い習わしもあながち間違いではないかもしれない。だが、小さいころに父親との関係がよかった男性は、そうでない男性にくらべて、日常生活のストレスに対して敏感ではなかった。それ以外の複数の研究でも、父親との思い出が好ましい息子は日々のストレス要因に接しても精神的に安定していることが判明した。

9歳の男の子が33歳になるまで、25年間にわたって追跡調査を行った研究がある。調査を終えるまでには、対象者の大部分が家庭を築いていた。ここでも予想どおり、父親が育児にあまり関わらなかった息子は、自分が親になっても子どもとの接し方が上手ではなかった。また、父親の態度が攻撃的、乱暴、威嚇的、息子の居場所を知らない、行事に積極的に参加しないなどの放任、継続的なサポートを行わないといった分類に当てはまる場合、該当する息子は周囲の人々と振る舞い方が明らかに違い、教師、仲間、スポーツチームのコーチ、相談相手と健全で温かい絆や関係を築くことが苦手だった。また、誰に対しても付き合いは積極的ではなく、非社交的と見なされ、自分にマイナスの影響を与える仲間と付きあう傾向があった。

こうした少年が大人になって自身の家族を持つと、親として頼りなく理不尽な行動を取り、その子どもは周囲に比較して問題行動が多かった。

親子関係がうまく行かないと、大人になって恋人や夫婦の関係が不安定で不健全となる恐れがある。前向きな子育ては何世代にもわたって役に立つスキルを伝え、子どもがさらに好ましい影響や相談相手を求めるための土台を築く。そうして育った子どもは周囲の人々と上手に関わりあい、幸せで、精神的に安定し、成功した人間になるための確かな人間関係を作りあげる。そして、同じようにバランスの取れたパートナーとすばらしい家庭を築くだろう。

ジョンのようなケースは理解できる。だが、崩壊した家庭が受け継がれるという事実について、まったく新たな視点が加わった。不十分な子育ては——それ自体が小児期の逆境の温床となるが——子どもの脳の機能に変化を起こし、その子どもが大人になると、神経系の機能の点でよきパートナーや親になれる可能性が低くなるのだ。

家庭の崩壊や希薄な親子関係は、神経生物学的に継承される。

この悪循環は断ち切ることができない。両親が過剰に反応するタイプである場合、自分も過剰に反応するか、過剰に反応するパートナーと結婚するか、公平ではない親となり、その子どもは自身の傷を負って、将来の家庭生活で過剰に反応するだろう。

この人間の真実は、さまざまな映画、小説、劇でも証明されている。とりわけドナ・タートの『ゴールドフィンチ』（河出書房新社）、トレイシー・レッツの戯曲で映画化もされた『8月の家族たち（August : Osage County）』、イプセンやチェーホフの全作品は、子ども時代の歪んだ関係が成人後の関係も歪めてしまうことを示している。小児期の予測不能な慢性有害ストレスが私たちを変えてしまうことはすでに学んだ。それだけに、こうした物語の登場人物の運命は胸に迫るものがある。

愛着がしっかり形成されずに成長すれば、人を愛する準備ができていない状態になる。愛着について研究している心理学者のルイス・コゾリーノが書いているように、この世の中は適者生存ではない。育てられた者が生存する。そして「きちんと育てられた者が生存の機会を保証される」。

パートナー選びに失敗してたびたびトラブルを起こす人が、性懲りもなく似たようなパートナーを選んでしまうということも、これで説明がつくだろう。こうした行動の背後にある動機は、感情的であると同時に生物学的なものでもあるのだ。夫がちょっとしたミスをするたびに責めずにはいられない女性。妻を支配しようとせずにはいられない男性。彼らの脳は、揺るぎない愛着を形成する神経回路をつなぐために必要な愛を受け取っていなかった。その結果、何度となく同じ神経生物学上の欠陥にぶつかっている。

かといって、あきらめることはない。幸運なことに、はるか昔に切断された神経回路でも、あらためてつなぎ直すことはできる――そうすれば、長いあいだ求めていた幸せな人間関係や家庭生活を築くことも夢ではないだろう。

パート2

小児期逆境後症候群からの回復

――本来の自分を取り戻すにはどうすればいいか

第6章
回復への旅

小児期の慢性ストレスが慢性の成人病や対人関係の問題につながると理解するだけで、大きな解放となる。少しでも心や体の不調で真剣に悩んでいたとしたら——次々と押し寄せる見えない流れに逆らって泳いでいるように感じていたら——安心してほしい。ようやくその流れが見える。そして、いままでどのように自分を妨げていたのかがわかるだろう。

過去が現在にあふれ出て、つらかった子ども時代が大人になった自分を混乱に陥れている理由をようやく理解できるのだ。第1章で紹介したローラが、はじめてACEについて学んだときの言葉がすべてを表している。「いままでずっと音楽を聴かずに踊ろうとしていたような気分だった理由が、やっとわかりました」

古い格言にあるとおり、まさに「知識は力なり」だ。体や脳が大きな影響を受けていると理解すれば、小児期の逆境が神経系に残した傷跡を消すために、科学に基づいた必要な措置を取ることができる。炎症やうつ病、依存、身体的な痛み、疾患のリスクを減らすことができる。

選ぶのは自分だ。過去にとらわれたまま、手に入らなかった人生に思いを巡らせて終わるか、あるいは自分や愛する人を奮い立たせ、回復力を利用して、成長へ、そして生まれ変わりへ向かって前に進むか。

メンタルヘルスの診断のためのバイブルとも言うべき『DSM-5　精神疾患の分類と診断の手引』（医学書院）の編集者は、新たに「発達性トラウマ障害」の項目を追加することを検討した。この病名は、予測不能な慢性のACEが成人後の心身の健康や安定に長期間にわたって影響を及ぼすことを認めてつけられたものだ。

発達性トラウマ障害の定義や治療法については、現在のところ確定していないため、『DSM』には掲載されなかった。とはいうものの、「発達性トラウマ障害」という名前では、小児期の予想不能な慢性有害ストレスが脳の構造を変え、慢性疾患を引き起こす難解で目に見えない、微妙なプロセスを言い表すことはできない。

そこで、この一連の症状を「小児期逆境後症候群（Post Childhood Adversity Syndrome）」と呼んではどうか。本来なら、子ども時代の苦しみが過去から長い手を伸ばして現在をつかもうとする過程を理解するのに、わざわざ病名をつける必要はない。だが、名前があるほうが、さまざまな治療法を調べる際に便利だろう。

このあとの3章で、小児期逆境後症候群の影響を帳消しにする方法について、それぞれの分野の第一人者の意見を見ていこう。

持って生まれた体はかならずしも運命ではないことを科学は教えてくれる。ACEは一生続くこともあるが、あくまでケースバイケースだ。私たちは脳を再起動することができる。体の傷や痣が治るのと同じように、筋緊張を取り戻すことができるように、脳のつながりが弱い領域の機能を正常な状態に戻すことができるのだ。脳や体の状態は一定ではない。つねに発達や変化の途上にある。

何十年間も過剰反応を続けてきた人でも、その程度を抑えることができる。生きていくうえで避けられないストレスに対して、もっと柔軟に対応し、過剰な炎症反応を避けることができる。神経機能を回復させることができる。悪いエピジェネティクスをよいエピジェネティクスに変えて、自分自身を救うことができる。

こんにちでは、新たなニューロンをつくり（ニューロン新生）、それらのニューロン間でシナプス結合を形成し（シナプス新生）、思考や反応の新たなパターンを促し、脳のつながりが弱い領域をオンライン状態に戻すためのさまざまなアプローチが研究されている。その目的は、ストレス反応をリセットして病気を引き起こす炎症を減らすことだ。

私たちの体には健康になるための力が備わっている。その力を引き出すことは「覚醒の神経生物学」とも言うべき偉業にほかならない。

この章では、いますぐ始められる回復へのステップについて説明する。自宅のリビングでできることもあれば、セミナーの受講やインターネットの活用が必要なものもある。第7章では専門家のサポートが必要なアプローチ、第8章では子育てのテクニックを紹介しよう。

回復への旅——本来の自分を取り戻すための12ステップ

1　ACE調査を受ける

回復への第1歩は逆境的小児期体験（ACE）調査を受けてスコアを計算することだ。質問は15ページ、またはインターネットのサイト（www.acestudy.org/）を参照してほしい。

ACE研究の責任者の1人、ヴィンセント・フェリッティは、インターネットで公開すればACEの過去を誰にも打ち明けられない人も調査を受けられると考えている。フェリッティによれば、多くの場合、質問に答えることで、「ACEそのものや日常生活における影響について話がしやすくなります。自分の過去を話せるようになれば、秘密にしておくことの弊害が取り除かれるでしょう」。

すべての質問に答えてACEスコアを出したら、次の問いに答えてほしい。

・当時の自分は何歳だったか？　逆境のパターンが始まるのが早いほど、子どもは自分の状況を理解したり助けを求めたりするのが難しくなる。

・自分が覚えていない出来事がありそうか？　物心がつく以前に起きるACEも多い。あなたの反応には、顕在記憶や特定の出来事の回想ではなく、潜在記憶——どのように感じるか——に基づいているものもあるかもしれない。1歳のときに何があったのか、覚えている人はいないだろう。ひょっとしたら「聞いたことはあるけれど覚えていない」潜在記憶があるかもしれない。それでも、顕在記憶と同じくらい強い影響を及ぼす。覚えてはいないが、再現しているのだ。気まずさを感じる状況を思い浮かべ、その原因に心当たりがあるかどうかを考えてみよう。

・自分が経験した逆境に関わっていた人との関係はどうだったか？　生きていくうえで信頼し、当てにしていた人が予測不能な慢性ストレスの原因だったか。

・別の養育者からどれだけのサポートを得たか？　たとえば、一方の親が信頼できなかった場合、もう一方の親か家族の誰かがあなたの面倒を見てくれたか。その人に愛着を抱いていたか。

この質問に対する答えを考える際に、思ったことを信頼している人に打ち明け、何か気づいたことはないかどうか尋ねてみてはどうだろう。また、この調査の結果――本書に回答を記入したものか、オンラインの入力結果をプリントアウトしたもの――を次回の診察に持参するのもいいだろう。そして、小さいころに経験した予測不能な慢性ストレスと現在の健康状態に直接的な関連があると思っていることを伝え、医師の考えを尋ねてみよう。

多くの患者がそうすれば、ACEが成人の健康に及ぼす影響について社会的認知度を高め、患者の側から「ボトムアップ」で医療を変えることができるとフェリッティは考えている。

ただし注意が必要だ。医師に対してセラピストの役割を期待したり（セラピーについては後述）、処方薬や治療方針の変更を要求したりするのではない。あくまであなたの過去と現在の関連を知らせるのみだ。近年、この分野において研究が盛んであることを考えれば、医師がそうした関連を妥当だと認め、これから紹介する回復のステップを治療に採り入れるのが理想だろう。

フェリッティはACEの患者にこう言うようにしている。「わかりました。あなたが過去に経験したことも、それがいまの状態に関わりがあるということも」。長いあいだ言わずにいたことを打ち明け、声に出して認めると、それだけでも患者はたちまち安心する。そうやって自分の経験に気づき、自分を一人の人間として受け入れることが、変化への第一歩となる。フェリッティによれば、その瞬間に「回復へ向けてのメカニズムが起動する。たとえどれだけ頑固な慢性の状態に見えても。ACEが患者の現在の健康で鍵となっていることがわかるだけでも大きな収穫だ。口に出さないのが礼儀だと教わった話題も含めて『尋ね』、話を『聞き』、人間の複雑さを理解して患者のありのままの姿を『受け入れる』――これが患者を大いに安心させるための有効な手段なのだ」

フェリッティはこれまでに「子どものころの出来事を話せるようになると、患者は回復しはじめる」というケースを何度となく目にしてきた。

2　回復力のスコアを出す

次の回復力調査は専門的な研究に基づいたもので、研究者、セラピスト、小児科医、内科医のチームが開発した。インターネットでも行うことができる(http://ACEsTooHigh.com)。

■回復力に関する質問

それぞれの質問で最も当てはまる答えを○で囲んでください。

1　子どものころ、母親に愛されていたと思う。

A. よく当てはまる
B. だいたい当てはまる
C. わからない
D. あまり当てはまらない

E．まったく当てはまらない

2　子どものころ、父親に愛されていたと思う。
A　B　C　D　E

3　子どものころ、両親以外の人にも面倒を見てもらい、その人に愛されていたと思う。
A　B　C　D　E

4　赤ん坊のころに家族の誰かによく遊んでもらい、自分もうれしそうだったという話を聞いたことがある。
A　B　C　D　E

5　子どものころ、落ちこんだり心配したりしたときに励ましてくれる親戚がいた。
A　B　C　D　E

6　子どものころ、近所の人や友だちの両親にかわいがられていた。
A　B　C　D　E

7　子どもころ、先生、コーチ、少年団のリーダー、牧師などが身近にいて助けてくれた。
A　B　C　D　E

8　家族の誰かが学校での様子を気にかけてくれた。
A　B　C　D　E

9　家族、近所の人、友だちがしばしば生活の向上について話していた。
A　B　C　D　E

10　家庭での決まりごとがあり、それを守るように言われていた。
A　B　C　D　E

11　ひどく落ちこんだときに、いつも信頼できる相談相手がいた。
A　B　C　D　E

12　若いころ、自分に能力があって物ごとを成し遂げられることに周囲の人は気づいていた。

A　B　C　D　E

13　自分は自立して、何でも進んでやるタイプだった。

A　B　C　D　E

14　人生は自分で切り開くものだと思っていた。

A　B　C　D　E

以上の14の保護要因のうち、子どものころや若いころはいくつ当てはまったか（〝A．よく当てはまる〟〝B．だいたい当てはまる〟につけた○はいくつだったか）？

そのうち、いまでも当てはまるものはいくつか？

ACE調査と同じく、回復力調査も自分の過去を理解するきっかけとなる――この場合は自身の強みを認識しながら。過去の事実を話すに当たって、子ども時代のプラスの経験が欠かせない部分となるだろう。

ジャーナリストで、ソーシャルネットワーク〈ACEsConnection.com〉とニュースサイト

〈ACEsTooHigh.com〉の開設者ジェーン・スティーブンズによると、「ACEスコアだけでなく、回復力スコアを出すことも大事です。そうすれば、自分がどうやって小児期の逆境に耐えたのかを理解し、いまの生活でさらに回復力を高めるにはどうすればいいのかを考えることができます」

3 書き出してみる

話を聞いてもらう医療関係者がいない場合、「心のライティング」によって真実を語る方法もある。その結果、おそらく生まれてはじめて本当の自分の姿を見つめることができるだろう。『シーゲル博士の心の健康法』（新潮文庫）などの著書で知られる医学博士のバーニー・シーゲルは、ワークショップでしばしば「心のライティング」の練習を行っている。最近は、高校生のグループに「あなたはなぜ自分が好きなのか」という題で自身に宛てて手紙を書かせた。続いてもう一通、「みずから命を終わらせるとしたら、その理由は何か」というより深刻なテーマで手紙を書いてもらった。そして全員の手紙を回収し、自殺する理由について書いたものと自分の長所を挙げたものをそれぞれ積み重ねてみたところ、前者は後者の5倍の高さになった。シーゲルは生徒たちにそれを見せた。

「苦しい感情を抱えているのは自分だけではないと知って、彼らははじめて自分の気持ちに嘘をつかずに、自分自身の人生を歩みはじめることができた」。イェール大学で30年にわたって一般および小児手術の臨床学准教授を務めたシーゲルは、次のことを学んだ。「過去の経験が精神的な苦痛だったにせよ、身体的な苦痛だったにせよ、大事なのはそうした感情の蓋を取り去ることだ。感情を抑えこんだままでいると、体が注意を引こうとする。あなたが注意を向けていないからだ。われわれの小児期は体に蓄積されて、いつの日か体はつけを払うことになる」

フェリッティはほとんどの患者に対してこう言う。「次回の診察に来る前に、これまでの人生について詳しい話を少しずつメールで送ってください」

ストレスを受けた経験について書くことは、体調の回復だけでなく悪化を防ぐ効果もあるという事実は研究によって証明されている。テキサス大学オースティン校のジェームズ・ペネベーカー教授（心理学）は、次のようなシンプルな手段を考え出した。「今日から4日間、自分の人生に最も影響を与えた体験について、どう感じ、どう考えていたのか、包み隠さず書く。その際に、その出来事の経緯や自身にどのように影響したのかも詳しく記す。子ども時代のこと、両親との関係、大好きだった人や、いま愛している人、場合によってはキャリアとも関係のあることかもしれない。とにかく1日につき20分間続けて書くこと」

ペネベーカーによると、「短期間で集中して書くだけでも効果はある」。具体的には、心のライティングを行って成績が上がった生徒や、通院回数が減って免疫機能に変化が表れた患者もいる。胸の内に秘めていたことを書き出すだけで、たとえその直後に書いた紙を破り捨てたとしても、健康にプラス効果がある。命に関わる病気と戦う患者の症状が改善した例も報告されている。

カーネギーメロン大学の研究チームは、精神状態について書いて報告するだけで身体の状態に大きな影響があることを発見した。実験では被験者に難解な数学の問題を解いてもらい、解答に対して否定的なコメントを与えて、怒りや恥ずかしさを感じさせる。その後、一方のグループは自分の精神状態を書き、もう一方は書かなかった。ほんの数分間、怒りや不満について書いたグループは、何も書かなかったグループにくらべて心拍数の上昇が低く、心血管反応も正常値に近かった。

セリアック病の診断を受けられず、家族にからかわれ、ばかにされたケンダルは、子どものころの健康状態と両親の「傷つくような反応」について、事実をありのままに書こうと決意した。両親からもっと家族と連絡を取るように言われていたが、気が進まなかったからだ。

ケンダルは書いたものをセラピストに渡し、セラピストはケンダルの両親と会って話しあった。「いまは、あらためて両親との関係を築くだけの元気もエネルギーも意思もありません」とケンダル。「でも、自分の幸せのために、そして両親に必要な情報を与えるために、どうしても書かざるをえなかった」。それ以来、ケンダルの健康状態に2つの変化が表れた。「診断を受けてからはじめて、セリアック病の治癒の可能性が見えてきたんです。前回の上部消化管内視鏡検査で、絨毛が消えていることがわかりました」

カットも自身の過去を書くことにした。「私にとっては難しいことでした。わが家ではずっと事件の話題を避けていたんです。でも、真実を話すことを自分に許す必要があると、ふいに気づきました。あのときのことをあらためて考え直して、自分の視点で話したかった。私の話に意味を持たせるために」。そうしてカットはペンを取った。「もうじき35歳になろうとしていた私は身も心もぼろぼろで、記憶の洪水に溺れていた。母の遺体をはじめて目にした瞬間の感情をいまだに引きずっていた——あの恐怖と悲痛が入り混じった感情を。それを私はけっして表に出さなかった。そして忘れることができなかった」

カットは自分が経験したこととともに、あらゆる記憶、あらゆる感情を書き出し、回復への道を歩みはじめた。そして、まとめたものを『アイ・シンク・アイル・メイク・イット（I Think I'll Make It : A True Story of Lost and Found）』というタイトルで自費出版し、家族全員と世間に真実を訴えた。書くことによって、カットは罪悪感や恥ずかしさを手放すことができた。「書くうちに、みるみる立ち直っていきました」

現在、カットは生き方を指南するライフコーチとして講演活動を行い、高校生に対して何十年も語られなかった真実を自分の声で語り、逆境を乗り越えるためのアドバイスをしている。

4　絵に描く

「傷をさらけ出す」ためには絵を描くことも効果的だとバーニー・シーゲルは助言する。頭に思い浮かぶことを全部描く。「外の光景、家族の顔……とにかく頭に浮かんだイメージを絵にする。そして、いったんその絵をしまい、次の日にもう一度見て分析する。夢を解釈するようなつもりで。何か気づくことはないだろうか」

シーゲルは、ある患者の描いた絵が忘れられない。ひとりの魅力的な女性を事細かに描き、その背景には、一見何の関係もないような小さな時計が壁に掛けられていた。時計には針が1本しかなく、12を指している。「その患者は無意識に小児期の体験を気にかけていた――いまでもトラウマになっている、12歳のときの出来事を」

また、別の患者はひどい骨盤の痛みを訴えていて、あちこちの病院を回ったが原因は不明だった。そこでシーゲルは、その患者に絵を描いてもらった。すると彼女はバレンタインのようなハートを描いたが、真ん中にひびが入り、血が滴り落ちていた。数えてみると、血は21滴だった。「それで、21歳のときに何があったのか尋ねてみた」。患者がトラウマを打ち明けると、骨盤の痛みは少しずつ和らいだ。

「アートセラピー(絵画療法)」がどのように過去のトラウマを引き出すのか、詳しいことはまだわかっていないが、潜在意識に隠れていることを明らかにするための有効な手段として、精神分析医が用いることもある。

第7章で専門家による回復のステップについて説明している。外部のサポートを得る可能性を考えて、心の中を絵や文章で表したものは保管しておくことをお勧めする。ひょっとしたら立ち直るきっかけとなるかもしれない。

5　マインドフルネス瞑想――脳を修復する最良の方法

小児期に逆境を経験した人の脳スキャン画像を見ると、愛情にあふれた関係を築く機能、ストレスに対して心を落ち着かせる機能、炎症反応を抑える機能を果たす領域間が結合されていないことがわかる。こうした結合が機能していないと、自分の気持ちに気づいたり、自分の行動が人に与える影響を理解したりすることが難しい。つねに身構えた態度で接することが大切な人を傷つけ、自分自身を傷つけていると気づかない。どうしたら人間関係がうまく行くのかがわからない。とても限られてしまう。幸せが限られる。他人の幸せも制限することになる。

だが、マインドフルネス瞑想によって脳の機能を変えることが可能だ。ふたたびオンライン状態に戻し、炎症反応をリセットすることができる。最近の研究で、1回（8時間）のマインドフルネス瞑想とマインドフルネス・ストレス低減法（MBSR）に参加した人に、ストレス反応や炎症ホルモン値の減少が見られたという結果が報告されている。その後、参加者は通常よりも早くストレスから回復し、ストレスに対する反応も低くなった。ストレスを受けると、コルチゾールなどの炎症ホルモンが分泌されたが、ストレス要因が消えるとコルチゾール値はみるみる下がった。「コルチゾール回復」が早いほど、ストレスのかかった状態から早く立ち直ることができる。つまり、体や頭が炎症物質にさらされる時間が短縮されるということだ。

そうすれば体や神経の炎症が減り、不安症状やうつ状態も軽減される。瞑想は心を落ち着かせ、たとえ小児期に多くの逆境を経験していても、心身をより健康に保つことができる。

ウィスコンシン大学のライアン・へリンガ准教授（児童・思春期精神医学）によると、子どもにも同じことが言えるという。「子どもがマインドフルネス瞑想を行うと、早期の逆境や小児期のトラウマによって機能が弱まった脳の回路が、前頭葉や海馬も含めて強化される」

マインドフルネス瞑想は感情を抑え、他者に対して柔軟に反応し、選択肢を判断し、適切な決断を下すのに役立つ。また共感、自意識、内省を促し、恐怖を和らげるのを助ける。自分の呼吸や体の感覚を意識できるようになったら、脳のスイッチを入れてつらい感情を抑えることができる。

認定臨床カウンセラーでマインドフルネス心理療法士でもあり、トラウマと病気を専門に研究しているトリッシュ・マギアリによると、小児期の性的虐待のせいでPTSDとなった成人が「トラウマ・センシティブ」MBSRプログラムに参加したところ、不安症、うつ病、PTSDの症状が改善し、その効果は受講してから2年間続いたという。別の研究では、8週間のMBSRコースの参加者に、記憶、感情処理、ストレス管理に関連する海馬の灰白質の密度と濃度の上昇が見られたことが明らかになった。MBSRトレーニング（26時間の講義と実習──通常は8回の短いセッションと全日のクラス）は、脳幹の灰白質も増やしてストレスホルモンの分泌を調整する効果も実証されている。

つまり、瞑想によって灰白質と、何年も前に刈りこまれたニューロンが脳によみがえるのだ。とくに難しいことはしなくても、驚くほどの健康効果を得られる。呼吸に集中し、頭の中にある考えをひとつずつ挙げ、それらを解放し、自分と考えを切り離して見る。心配することも、思い悩むことも、考えることもやめて、いまの瞬間を感じる。炎症反応のことも忘れる。

深呼吸して酸素を肺に吸いこむと、その酸素が全身を巡って細胞に入りこみ、体に生きる力をみなぎらせる。神経を集中させてゆっくりと息を吸って吐くうちに、働きの鈍った副交感神経系も目覚め、活発になる。病院では、精神安定剤や抗うつ薬などの交感神経系の働きを抑える薬は数多く処方されるが、副交感神経系を高めるための薬はない。最も効果があるのは呼吸だ。

日常生活に瞑想の習慣を採り入れるには、手始めにありのままの自分を好きになり、瞑想の効果に期待しすぎないことが大切だと、瞑想インストラクターで精神分析医のタラ・ブラックは助言する。

まずは瞑想のための時間と場所を決める。椅子でも床のクッションでも構わない。いちばんくつろげる場所に座る。集中力を保って眠気を飛ばすために姿勢に気をつけ、両手を楽にして膝の上に置こう。「目を閉じて、リラックスして、自分を解放する」とブラック。何度か深呼吸し、息を吐き出すたびに顔や肩、手、腹部の力を抜いて意識的に心を解き放つ。意識して体の緊張を解くことで、瞑想中にどんなことが生じても受け入れられるようになる。「瞑想を始めるに当たって、少し時間をかけて体に注意を向け、脱力して、指先に至るまですべての感覚を意識してほしい」とブラックはアドバイスする。五感を研ぎ澄まして周囲の音を聞く。部屋の中や外の空間を感じる。

瞑想の際には、「いま」という瞬間に自分をつなぎとめるアンカー（錨）の役割を果たすものを決める。鼻から入って出ていく息や胸が上下する動き、手や全身の感覚、体の中や周囲の音など何でも構わない。

雑念が生じたり、いろいろな考えが次々と浮かんだりしたときには、このアンカーに戻る。ブラックによると、「息の出入りを手がかりにして、部屋の音、眠気、痒み、熱も意識するといい」

ダン・シーゲルのイメージ方法がわかりやすい。自分の意識を大きな車輪にたとえる。ハブの部分は認知感覚で、そこからたくさんのスポークがリムに向かって伸びている。だが、いつのまにか注意は認知感覚を離れ、次々とスポークを伝ってリムにとどまる――数時間前に電話で話したことを悔やんだり、10歳のときに母親と一緒にいる場面を思い出したり、首に痛みを感じたり、次回の診察に不安がこみあげたり、夕食の支度を手伝ってくれない夫に怒りを覚えたりする。自分や周囲の人の過ちが脳裏から離れない。このように、ハブ、つまり認知感覚につながれておらず、注意がリムにとどまったままであれば、自分自身から切り離され、タラ・ブラックが言うところの「トランス状態」で生きていることになる。

だが、マインドフルネス瞑想の訓練をすることで車輪の中心に戻り、一瞬一瞬をしっかり意識しながら生きることができるだろう。

瞑想を始める際に雑念が浮かぶのは自然なことだ。何か考えが浮かんだら、そのたびに名前をつける——これは「心配」、これは「判断」というように。そして捨て去る。

「体が酵素を産生するように、頭は考えを生み出す」とブラックは説明する。考えは敵ではない。「とりとめもなく考えこんでいることに気づいたら、自分がここにいる現実にゆっくりと戻る。音に耳を澄まし、もう一度肩や手、お腹の力を抜いて心を解放する。五感を研ぎ澄まして、ふたたび現在に集中する。頭の中の考えと〝ここにいる〟という鮮明な感覚の違いに気づこう」

カットの場合、回復の大きな契機となったのはマインドフルネス瞑想だった。「『ダルマ・ブラザーズ(Dharma Brothers)』というドキュメンタリー映画を見たんです。アラバマ州の刑務所の囚人がヴィパッサナー瞑想によって自分を許すようになった話です。瞑想を学ぶのは人生で最も満足感が得られ、心が癒され、力をもらえることだったと話していたのが印象的でした。いまの自分は過去の出来事を全部足したものではないと気づきました。それを見て思ったんです。あれだけ暴力の世界に身を置いていた人たちが心の平和を見出せるのなら、私も救われるかもしれないと」

カットはマインドフルネス瞑想や仏教指導者による心の癒しに関する本を読み、苦しんでいるのは自分だけではないと気づいた。徳のある指導者たちはさまざまなトラウマについて語り、その苦しみから抜け出す方法は自意識を追求することだと説いていた。自分がひとりではないことを、カットははじめて理解した。ほかの人も同じ自己嫌悪や恥ずかしさを感じていた。「私とは違う体験をしたかもしれません。でも、私が苦しんだように彼らも苦しんでいた」。カットは「心の底で私にも立ち直る資格があるかもしれないと思うようになりました。元気になりたいという、この説明できない生まれながらの欲求を感じはじめたんです」

もうひとつ気づいたことがある。「これだけ症状が表に出ているのに、一度も立ち止まって調べなかったせいで、体が被害者である状態に（必死になっているみたいに）しがみついていた。子ども時代の経験を考えると、私にとって人生は不公平だったのは動かしがたい事実です。自分にふさわしい人生はぜったいに手に入らないと思いこんでいました。私にはかならず悪いことが起こると。修士号を持っているのに、駐車場係やバーテンダーをやっていたんですから」。自分のような人間はこんなふうに限られた人生しか送れないと感じていた――「回復を目指す道を選ぶことができる」と気づくまでは。

カットは1日3回、5分ずつ瞑想ガイドのテープを聞きながら練習を始めた。それから1日に2回、20分ずつに増やす。じっと動かず、呼吸に集中し、考えに名前をつけて捨て去りながら練習を重ねるうちに、やがて人生が変わるような体験をした。

「ベッドに足を組んで座っていたんです。外は激しい雷雨でした。心を落ち着けたとき、雷の音ではるか昔の忘れていた記憶がよみがえりました。まだ小さいころに、母と旅行でデラウェア海岸のビーチハウスに行ったときのことです。気がつくと体を前後に揺らしていました」

瞑想しながら自分がなぜ揺れていたのか、カットにはわからなかった。そこで「どうして揺れているの?」と自問してみた。すると答えが思い浮かんだ。「母に抱かれているつもりだったんです。母がすぐそばにいるのを感じた。そして感謝の気持ちがこみあげてきました。母がいなくなったのはずっと昔のことなのに。私のお母さんでいてくれて、私を愛してくれてありがとうと。そうしたら、今度は祖母がそばにいるような気がしました。そして一緒に暮らしていたあいだ、私を愛して、守ってくれたことにも感謝がこみあげてきた。肌を突き刺すような熱が広がる感覚だった。全身で強い化学反応が起きているような。このうえない安心感を覚えました。それまでに、少なくとも自分で覚えているかぎりは感じたことがない、愛されているという気持ちを。心から愛されているという」

それをきっかけに、「私を愛してくれた人たちだけでなく、もっと大きな何かに自分がつながっていると感じるようになったんです。生命の力、人を愛することの神秘……そういったものに。その瞬間、それまで私の人生を支配していた虚しさ、自分が人生の犠牲者で、見捨てられて、ひとりぼっちだという深い悲しみが、嘘みたいにすっと消えました」。瞑想しているとき、カットは「自分の過去が離れていき、体が軽くなる」のを感じた。

あるとき、彼女はヴァージニア州で行われた10日間のヴィパッサナー瞑想の合宿に参加した。「5日目に、体の各部分の感覚をありのままに観察する〝ボディスキャン〟を行いました。ずっと座っていたせいで体じゅうが痛かった。まず、右目に注意を向けるように言われました。

すると私の右目から涙が流れました。右目だけです。次に首に移りました」

カットにとって、首は意識を向けたくない部分だった。「首には恐怖心があった」とカットは説明する（彼女の父親は素手で母親の首を絞めて殺した）。「あの記憶のせいで心因反応を起こしていました。首を締めつけるようなものは嫌いだった――服もジュエリーも。でも、あのときは呼吸をしながら首に集中しました。すると体から何かがこみあげてくるのを感じたんです。体の痛みが全身に広がりはじめた。言ってみれば、私は自分の身に起きたことをひとまとめにして、そのネガティブな力を細胞に蓄積していたのかもしれません。首に集中することで、ずっと隠していた痛みが引き出された」

瞑想が終わると、カットはこらえきれずにすすり泣いた。「生々しい感情がとめどなくあふれ出てきた。ひどく苦しかったけど、同時にすっきりもした。浄化が始まろうとしていたんです」。カットはなかなか立ちあがれなかった。「どうにか立ったけれど、バンビみたいで歩けませんでした。そして泣きながら、やっとの思いでホールの入口まで行って、外を見ると、木が1本立っていました。その瞬間、まるで生まれてはじめて木を見たように感じたんです」とカット。「何もかもが新しかった」

そのとき彼女は気づいた。「苦しみ、母を失った過去、被害者意識、自暴自棄から生じた嘆き、不安、敗北感、恥ずかしさ、後ろめたさが消えていきました。何年ものあいだためこんでいたネガティブな感情に別れを告げた。新しい、真の意味での完全さ、心の自由に迎えられたからです。それからは、それまで気づかなかったことに意識が向くようになりました。輝く太陽の美しさ、誰かと一緒にいて笑っている瞬間といったシンプルなことに。はじめて世の中のすばらしさを目にしたかのように、周囲の世界とつながりはじめた。やっと目が覚めたんです」

周囲の物ごとがよりはっきり見えるようになると、カットは自分の気持ちと行動に間を置くことを覚えた。何が自分のスイッチなのか、心の奥底で何が起きているのか、自身のパターン、自分の意志に逆らう行為が何となくわかった。その結果、はじめて恋愛を楽しめるようになった。いまでは、心の底から愛しあっている女性と婚約している。「脳に刻まれた過去を新しく書き直した気分です」とカットは語る。「そのおかげで、愛というものに対する考えも変わりました」

同じように、マインドフルネス瞑想に慰めを見出した人がいる。歳の離れた兄たちが何度も刑務所に出入りするような環境で育ったエリーがマインドフルネス瞑想のクラスに参加したのは、「自尊心の欠落が過去とどう関連しているのかを理解して、毎日頭から離れない、自分が価値のない人間だという思いを追い出したかった」からだ。「自分が考えていることだけでなく、その考えにどう反応しているのか」に注意を向けることは、エリーにとってはとても効果的だった。

マインドフルネス瞑想はまさに「人生が変わる」体験だったという。「それまで何人ものセラピストを訪ねて感情を分析してもらいましたが、頭の中の考えをただやり過ごすことができると教えてくれる人はいなかった。そうすれば、私自身と考えは別のものだと見なすことができたのに」

瞑想によって過去と折り合いをつければ、この場所で現在を生き、いま目の前にあるものを楽しむことができるようになる。

毎日10分瞑想をするだけで心の健康を保ち、ストレス反応を大幅に抑えられる。

手始めに、マインドフルネス・ストレス低減法（ＭＢＳＲ）や「インサイト・メディテーション・グループ」のクラスを探してみることをお勧めする。さいわい、コミュニティーセンターやヨガスタジオ、病院の多くは、ベテランのインストラクターによるＭＢＳＲやインサイト・メディテーション（洞察瞑想）のクラスを低料金で開講している。特殊な事情を持つ人は割引料金や補助の制度を利用でき、さまざまな瞑想のＣＤを置いてある図書館も多い。

近くのＭＢＳＲクラスを見つけるには、「医学・ヘルスケア・社会に関するマインドフルネスセンター」を訪れてみるとよい（マサチューセッツ大学医学部のウェブサイト参照：www.umassmed.edu/cfm/）。ＭＢＳＲはもともと苦しみや人生の問題を抱え、病院で治療するのが難しい人を支えるために考えられたもので、マインドフルネス瞑想、マインドフルな意識、マインドフルな瞬間、ヨガと組みあわせて実践する。

「インサイト・メディテーション・ソサイエティ」では、インサイト・メディテーションに関する案内を行っている。これは「ヴィパッサナー瞑想」とも呼ばれ、仏教徒の伝統に由来する瞑想法の一つだ。呼吸に集中する簡単なテクニックで心を落ち着け、自分の思考パターンをはっきりと理解し、現在の精神状態と、それが自分の妨げとなっていないかどうかに気づき、いまの瞬間を精いっぱい生きることを学ぶ。そのほかワークショップ、地域の瞑想プログラム、世界的に有名な瞑想インストラクターを招いた合宿などについては、〈www.dharma.org/〉を参照してほしい。

インターネットからは、いくつものすばらしいヴィパッサナー瞑想のポッドキャストが無料（または寄付）でダウンロードできる。個人的に役に立ったのは、タラ・ブラック、シルビア・ブアスタイン、ジャック・コーンフィールド、シャロン・サルツバーグ、トリッシュ・マギアリ（MBSRインストラクター）、ノーマン・フィッシャー、ペマ・チョドロンの動画だ。こうしたすばらしい人物の指導による瞑想や教えは、まさに私の人生を変えた。

6　太極拳と気功

回復を目指す途中、ジョンは太極拳と気功に着目した。どちらも動く瞑想と言われるものだ。さっそく自宅近くの太極拳の教室に通いはじめ、ゆったりと落ち着いた動きを練習するうちに、いままでにない穏やかさに全身が包まれるのを感じた。「最初はとても緊張しているのに、45分間、ゆっくりと慎重に体を動かすと、頭の中で繰り返し響いていた声が静まるんです。自分がしていることに全神経を集中させました。すると、少しずつ立ち直るための余裕ができて、頭が冴えて、物ごとがはっきり見えるようになった――人間関係でも、仕事でも、自分について考えるときにも。その明晰さは、ストレス反応や恐怖、不安をコントロールするための強力な手段となりました。身構えたり、相手を責めたりする代わりに、物ごとを全体的にとらえて、他人に共感できるようにもなった。過去は過去だと割り切っています。立ち直って、望みどおりの人生を送ることを妨げていたのは、ほかならぬ自分自身だったと気づきました。長いあいだ聞こえていたあの声――『おまえはできそこないだ』という父の声――は、僕の頭の中の声にすぎなかった」

動く瞑想を行っていた2年間で、ジョンは「健康状態がかなり改善しました。以前とは別人のようです。慢性疲労も消えて、ふたたびエネルギーがこみあげてきた。昔のようにランニングやハイキングを楽しんでいます。最近は、5キロと10キロのマラソンに何度か参加しました。食欲も戻って、昔の自分が戻ってきた気分です」

最近、ジョンは以前よりも父親と過ごすことが多くなり、太極拳のクラスにも連れていっている。子ども時代の逆境の一番の原因だった人物とコミュニケーションを取ろうと努力したことで、予想もしない結果が表れた。「いまでは、一緒にいるときに父が些細なことで興奮しても言いかえしたりはしません。まったく気にならない。父も頭を冷やすことを学んだようです。

心を落ち着かせて、謝ることも。かつての父、僕がずっと心の中でひどく腹を立てて、恐れていて、反発していた父は、もう〝あの男〟ではなくなった。僕は変わった。そして父もひそかに変わっていたんです」

ジョンは両親と弟とともに家族旅行にも行くようになった。「家族で話しあって、クリスマスや誕生日にプレゼントのやりとりはしたくないと決めました」とジョン。その代わり、「新しい思い出を作って、あまり楽しくなかった昔の埋め合わせをするつもりです。いまではすっかり仲よくなりました。家族で一緒にいるのが楽しい」

かつて苦痛の種だった相手と新たな関係を築いたことによって、ジョンは過去から立ち直ると同時に、未来にも希望を抱いている。

「僕たちは人並みの家族です」とジョンは言う。そして、人並みの家族の一員であるおかげで、いつか自分も人並みの家庭を築けるだろうと思っている。

7　マインドサイト

「脳は私たちを実現に導く存在――いわば管理センターだ」とダン・シーゲルは断言する。逆境を経験した人に対して、彼はいわゆる「マインドサイト」（頭の奥を見つめ、理解する能力）を身につけるようにアドバイスしている。頭がどのように働いているかに意識を向ければ、明確な回路を形成し、神経回路を修復し、小児期の逆境やトラウマ、不安定な愛着のせいで弱くなりがちな脳の領域のつながりを強くすることができる。

マインドサイトで何よりも重要なのは、自身の精神状態を感じ取り、じっくり向きあう洞察力だ。自己認識とも言う。次に、相手の精神状態を感じ取り、本当の姿を理解する共感力。そして3つ目は、この2つの認識と他のプロセスを結びつけ、相互に関連した全体像をとらえる統合力。

この統合力によって、さまざまな問題に賢くアプローチし、周囲の人と健全かつ常識的に交流することができる。過去、現在、未来を矛盾なくつなぎ直し、人生そのものが自分という人間を表すようになる。シーゲルは次のように説明する。「マインドサイトを習得すれば、〝悲しい〟とか〝怒っている〟状態にとらわれず、そうした悲しみや怒りはあくまで私たちが持っている感情で、自分自身ではないということを理解し、ありのままの感情を受け入れて、うつ状態や激怒につながらないように変換することができるようになる」

自分が感じていることに意識を向け、心の中の世界と調和していれば、とっさの出来事に反応しかけた際に心拍数が上がり、呼吸が速まり、筋肉がこわばっていることに気づいて待ったをかける。深呼吸して、ひと休みする。そして心を落ち着かせるのだ。

マインドサイトを身につけると、ニューロンやシナプス結合が新たに形成される。すると灰白質が増え、ミエリンが増えて新しい白質が生まれる。「自分の考えや他人の考えにチャンネルを合わせると、脳と体のさまざまな面がつながり、新しい方法で周囲の世界に溶けこむ力が生まれる」とシーゲル。「その結果、毎日の生活が満たされ、より健全な人間関係を築くことができる」

この意義のあるテクニックを学ぶには、わざわざ訓練所へ行く必要はない。手始めに、いまいる場所で習慣的に心の世界を見つめ、誰かと話をするときにはきちんと言葉を選んで話そう。そして次の練習をしてほしい。目を閉じて、「いま、体の中で何を感じているか？」と自分に尋ねる。筋肉がこわばっているのを感じたり、鼓動や呼吸の音が聞こえたり、体の刺激が高まるのに気づいたり。心の目にどんな光景が浮かんでいるか。心の底にどんな感情があるのか。次回ストレスを感じた際や、ストレスの多い会話をしているときに試してみてほしい。

感情や考えを観察する行為は脳内にエネルギーを生み出す。「脳の基本細胞であるニューロンの膜にイオンが流れると化学物質が出され、ニューロンのあいだで情報が伝達される」とシーゲルは説明する。その電気化学的エネルギーがニューロンの成長を促し、脳を活性化することで、小児期の逆境でつながりが弱まった領域を再結合するのだ。

「マインドサイトを実践している家族は活動的だ」とシーゲルは言う。

ステップ5の瞑想を始めていれば、脳を統合するニューロンがすでにつながりはじめているはずだ。以降のステップもマインドサイトを身につけるのに大いに役立つだろう。

8　慈悲の瞑想

瞑想によって自身の考えとの関わり方が変わる。自分は考えそのものではなく、脳裏にこびりついて離れない出来事も現実に周囲で起きていることとは関係ないかもしれないと気づく。慈しみの心を養うトレーニングでは、自分と他人に対する感情や思いこみと正面から向きあい、長年の憤り、敵意、無関心を解放する。それによって慈しみ、理解、他者とのつながりが芽生え、自分に対して深い愛情が生まれる。その結果、生まれてはじめて自分の味方になれるかもしれない。

心身医学の研究者でアリゾナ大学医学部教授のチャールズ・レーゾンが、10代の若者に6週間の慈悲の瞑想のトレーニングを受けさせたところ、受講前にくらべて炎症マーカーの値が下がったことが判明した。

警備の厳重な刑務所では、受刑者が慈悲の瞑想を学ぶと、刑務所内での暴力が20パーセント以上減ったという報告もある。

慈悲の瞑想（パーリ語で「慈悲」を意味する「メッタ・メディテーション」とも呼ばれる）は、きわめて簡単で心を落ち着かせる効果がある。まずは自分に対する慈しみから始める。これは大切だ。自分を許し、慈しむことができなければ他人を許すことも難しいからだ。

静かに座り、呼吸に集中する。心を落ち着け、研ぎ澄ませながら、自分の姿を頭に思い浮かべて、次の言葉を声に出して唱えて自分の幸せを願う。

私は愛とやさしさで満たされますように

私は安全に守られますように
私は愛し愛されますように
私は幸せで満たされますように
私は健康で強くありますように
私の生命が解き放たれますように

すべての言葉が心に染みこんでいくように丹念に念じよう。
次に、心から愛する人に意識を向ける。その人の姿を心の目に思い浮かべ、次の言葉を唱える。

あなたは愛とやさしさで満たされますように
あなたは安全に守られますように
あなたは愛し愛されますように
あなたは幸せで満たされますように
あなたは健康で強くありますように
あなたの生命が解き放たれますように

次に、あまりよく知らない人々を思い浮かべ（地元の郵便局長や担当の美容師など）、同じように念じる。

さらに、関係がこじれている人、ちょっぴり自分を困らせている人を思い浮かべる。ただし、トラウマを引き起こした相手には意識を向けず、距離を保つこと。

そして、そうした厄介な人のことを考えながら同じ言葉を唱える。

最後に、慈しみの心をこの世のすべての人間に広げる。

生きとし生けるものは愛とやさしさで満たされますように
生きとし生けるものは安全に守られますように
生きとし生けるものは愛し愛されますように
生きとし生けるものは幸せで満たされますように
生きとし生けるものは健康で強くありますように
生きとし生けるものの生命が解き放たれますように

慈悲の瞑想を終えたら、しばらく目を閉じたままその場に座り、穏やかな慈しみの気持ちに体が包みこまれるのを感じよう。

9　許し

慈悲の瞑想は自分や他人に対する憤りを捨て去るのに役立つ。健全な大人であるためには、過去にとらわれない手立てを持つことが必要だ。

結局のところ、これまでに挙げたステップは心を過去から解放し、許し、前に進むことができなければまったく意味がない。

そんなことは無理だと思うかもしれない。愛する人が、本当なら自分を守ってくれるはずなのに、予測不能な慢性有害ストレスを与えたとしたら、許すのは難しい。安心感や信頼を抱けずに苦しんだことに対して腹を立てずにはいられないだろう。

仏教の瞑想の指導者で、マインドフルネス瞑想の思想を西欧諸国に広めた心理学者のジャック・コーンフィールドは、みずからのトラウマから立ち直るために、マインドフルネス瞑想と心理療法を用いた。コーンフィールドは許しと慈悲の大切さを説いている。曰く、許しは「悩み、悲しみ、過去の苦しみや裏切りの重さを解き放ち、その代わりに愛の神秘を選ぶ力である」といっても、過去の出来事や誰かの行為を大目に見ることとは違う。「ただ許して忘れるのではない。本当の許しには、当然のことながら自分自身を守り、二度と同じことを繰りかえさないという決意が含まれる」。許しは「感情に流されるものでも、即座に行うものでもない。単に何もなかったことにして、笑顔で『許します』と言うことはできない。許しとは深い心の動きであり、その過程で自身や他人の裏切りを受け止めなければならない――悲しみ、怒り、痛み、不安を」。そのためには時間がかかる。実際、コーンフィールドによれば、「許しの練習をしてみると、ぜったいにその人を許せないことに気づくかもしれない。しかもすぐに」

それでも、彼はきっぱりと言う。「自分の苦しみに忠実であることは、私たちは自身の苦しみ、後悔、喪失に忠実で、「もっぱら〝自分の身に起きたこと〟のトラウマに意識を向けている。たしかにそれは起きた。たしかに恐ろしかった。でも、それで自分という人間の本質が決まるのか?」。許しがなければ人生は耐え難いものとなる、とコーンフィールド。「許しのない世界を想像するのは難しい。われわれは過去の苦しみに縛られ、何度となく繰りかえすしかないからだ。完全な解放など存在しない」

許しは他人のためだけに行うことではない。私たちが許すのは、過去と切っても切れない、ひどい苦しみから逃れて生きるためだ。言い換えれば、「人生を充実させるために」とコーンフィールドは言う。

許しを習得するには、マインドフルネス瞑想、慈悲の瞑想、誘導イメージ療法などが役に立つ。私のお勧めは、ワシントンDCの心身医学センターの設立者兼責任者、ジェームズ・ゴードンが提唱する4ステップから成る許しの瞑想だ。ゴードンが率いる瞑想実践者のグループは、世界各国で自然災害や戦争のトラウマに苦しむ子どもたちにマインドフルネス瞑想を教えてきた。

この練習では、瞑想ができるリラックスした状態で椅子に座り、体の力を抜いて呼吸をしながら怒りや憤りを感じる人物の姿を思い浮かべる。そしてその人がいま、目の前の椅子に座っているつもりになる。

人生でもっとも深く傷つけられた相手である必要はないが、ある程度の怒りを感じている人物を選ぼう。その人に向かって、「あなたを許します。故意であれ、無意識であれ、私を傷つけたことを許します」と言う。できるだけ穏やかな口調で。相手が自分の心に入ってくるところを想像する。息を吸う。彼（彼女）を心に抱いたまま、息を吸って吐き、ともにこの瞬間にとどまり、リラックスして、相手のしたことを許そうと思い、呼吸をする。1～2分ほどそのままの状態でいる。それから「あなたを許します」と言って相手を放す。

それが終わったら、座ったまま息を吸って吐き、しばらくリラックスする。

次に、今度は自分が何らかの形で傷つけた人物に対して同じプロセスを繰りかえす。その人が目の前の椅子に座っているつもりになる。そして相手に向かって、「私を許してください。故意であれ、無意識であれ、あなたを傷つけてしまったことを許してください」と言う。相手を心に抱き、しばらく意識を集中させたまま、互いの心が溶けあうのを想像する。息を吸って吐き、相手の許そうという気持ちが自分に向かって流れてくるのを感じる。それから、許してくれたことに感謝をしながら彼を解放する。2人のあいだのつながりを感じる。

しばらく呼吸をしてから、自分自身の姿を心に思い浮かべる。目の前の椅子に自分が座っているところを想像する。そして自分に向かって、「あなたを許します。あなたが自分自身を傷つけたこと、失望させたことを許します」と言う。自分に対して心を開いている感覚を味わい、自分と目の前の椅子に座っている自分の姿のつながり、互いの心のつながりを感じる。もう少しのあいだ呼吸をしながら、そのままの状態でいる。

最後に、許しの気持ちを自分から、自分の心から、許しを求めている地球上のすべての人へ広げる。息を吸い、吐き、リラックスしながら、その気持ちを育てて広げる。自分と、許しを求めている地球上のすべての人に向かって、「あなたを許します」と言う。そして、息を吸って吐きながら、座っている自分自身にゆっくりと意識を戻し、床に足をつく。準備ができたら目を開ける。リラックスの感覚、自分を解き放つ感覚が広がるのを味わう。

このような練習は応急処置のバンドエイドではない。コーンフィールドは「許しには、われわれの人生のあらゆる面が含まれている。許しは体の作業、感情の作業、頭の作業である」と説いている。許しは「アイデンティティの変化」を伴う。その原動力となるのは「何があっても損なわれない、愛と自由を求める無限の力」だ。

つまり、思い描いたとおりの人生を築くためには殻を破る心構えが必要となる。

許さなくてはならないのは、ほかならぬ自分のためなのだ。

10　体を治して動かす

頭や脳に働きかける際には、体に働きかけることも重要となる。体には、長年の闘争、逃走、凍りつき状態によって各部分や筋肉の緊張が蓄積されているからだ。そこで、凝り固まった筋肉をほぐし、炎症反応を和らげるのに役立つ方法を紹介しよう。

〈ヨガ〉

ＰＥＴ検査（陽電子放射断層撮影）を行うと、ヨガのあとでは脳の警告センターである扁桃体への血流量は減り、逆に前頭葉と前頭前皮質への血流量が増えていることがわかる。前頭葉と前頭前皮質は小児期の逆境によってオフラインになる部位で、オンラインに戻すことが必要だ。ヨガを行えば、脳の機能を改善して興奮を鎮める神経伝達物質のγ-アミノ酪酸（ＧＡＢＡ）も増える。ＧＡＢＡが不足するとうつ状態や不安になる恐れがある。日常的にヨガを実践している人は炎症バイオマーカーの値が驚くほど低い。

〈トラウマ解放エクササイズ〉

ヨガのもうひとつのメリットは、「闘争・逃走筋肉」とも呼ばれる腰筋の緊張を緩めるポーズが採り入れられていることだ。腰筋は腰椎と脚を結び、内臓を支えている。とつぜんの不安、心配、孤独を感じると、腰筋が興奮して、戦う、蹴る、殴るなどの動作に備える。逆境を経験した子どもは、この腰筋が攻撃に対して身構える動物のように固く収縮し、つねに闘争・逃走状態にある。そして時間がたつにつれ、その収縮した感覚に慣れて、自分が過去の感情にとらわれていることもわからなくなる。

デビッド・バーセリ博士は、ストレス、逆境、トラウマによって蓄積された筋肉の緊張を和らげる6つのトラウマ解放エクササイズ(TRE®)を考案した。ほぐれた筋肉は震えはじめ(神経組織の振動)、体の芯まで凝り固まった慢性の緊張を解きほぐす。体の中心部(腰筋でおおわれた部分)が震えると、その震えは脊椎を通って全身に広がり、仙骨から頭蓋まで、あらゆる部位が緊張から解放される。

メアリーがTREを始めたのは、通っているヨガスタジオでたまたま考案者のバーセリに出会ったのがきっかけだった。「はじめてエクササイズを試してみたときに、体の奥から震えがわきあがってきました。とにかく脚が震えて止まらなかった」。体が鬱積したエネルギーを解放するのを感じて、メアリーは気づいた。「子どものころは、怖くても震えることができなかったんです。父を怖がっていることを悟られたくなかった。とにかく恥ずかしくて。だから我慢することを覚えました。同じように、小さいころはけっして泣かなかった。誰も慰めてはくれなかったから。わずかな身震いもしませんでした」。TREとヨガによって緊張をほぐすうちに、メアリーは「生命に向かっていくのを感じました。歩道の割れ目に花が咲くように」。やがて、「怖がらずにたいていのことに対処できるようになりました。体を動かす練習を通じて、自分をなだめるテクニックを学んだおかげです。それが自分への贈り物です」。その結果、「体調もだいぶよくなりました」。過敏性腸症候群と強い腰痛は治った。自己免疫性白斑による色素沈着は残ったままだが、病気の進行は止まった。「自殺願望も不安も消えました」とメアリー。「自分の長所に気づきました。そして、その多くが――思いやりがあって面倒見がいいこと――子どものころの逆境から生まれたものだと。トラウマ状態から抜け出して解放することも覚えました。いまでは別人のような体です」。最近は、「ほとんど病気もしなくなりました。もう4年間、風邪ひとつ引いていません」

〈マッサージ〉

医師のバーニー・シーゲルは、小児期から体にためこんできた心の傷を癒すマッサージの効果を主張している。シーゲル自身、バーストラウマを抱えていた。母親が健康上の理由で帝王切開を受けられず、かなりの難産だったため、やっとのことで生まれたときには、あとで母親から聞いた話によると「手渡されたのは赤ちゃんではなくて、紫のメロンだった」そうだ。頭の形はいびつで、肌には斑点ができていた。両親は「周囲の人から見えないように隠していた」。だが、シーゲルの祖母が生まれたばかりの孫の「紫の頭」に1日に数回、オイルを塗り、少しでもよくなるようにと懸命にマッサージをした。その手のぬくもりに、シーゲルは深い愛情を感じた。

それから50年。頭を剃りあげたシーゲルは、折に触れてセラピー効果のあるボディマッサージを受けている。あるとき、いつものセラピストの手が空いていなかったため、その妻が担当することになった。シーゲルは心地よいマッサージを期待して目を閉じた。オイルを塗った女性のやわらかな手が剃りあげた頭をこすりはじめる。気がつくと、シーゲルは意識を失っていた――男性セラピストのマッサージでは経験のないことだった。

意識を取り戻したシーゲルが目を開けると、パニックに陥った人々に囲まれていた。「呼んでも反応がなかったから、発作を起こしたのかと思いました」と口々に言う。だが、シーゲルは「何が起きたのか、はっきりわかっている。私はあのトラウマを負った赤ん坊に戻ったんだ」と説明した。マッサージによって脳に保管されたトラウマの記憶がよみがえったが、成人となって自然治癒力の回復例を数多く目にしてきたシーゲルは、隠れていた過去の感情の波を乗り越えて無事に浮かびあがった。医師として、触れ合いのない赤ん坊は体重が増えず、マッサージを受けて十分に触れられた赤ん坊にくらべて発育が遅いことを知っていた。シーゲルはあらためて祖母の愛情あふれるマッサージに感謝した。おかげで彼は回復して生き延び、乳児期のトラウマによる苦痛は消えた。

マッサージの治癒効果については科学的な根拠はないが、本書に登場する人たちの多くが、文字どおり人生を変えるような体験をしている。

マッサージ・ロー（Massage Rho）の施術では、クライアントがセラピストの手を取って、体の痛みを感じる部分に導く。セラピストはその部分を両手で押して筋肉の深層部をほぐし、同時に蓄積された感情を解放する。コア・エナジェティック・マッサージでは、セラピストは筋肉の緊張をやわらげ、滞ったエネルギーを全身に巡らせて、感情を表現できるようにする。セラピューティック・タッチでは、訓練を受けたセラピストがクライアントのエネルギー・フィールドを探し当て、手をかざすだけで指一本触れずに施術を行う。ほかにもレイキ・ヒーリング、指圧、クラニオセイクラル・セラピーなどがある。

どのマッサージを選んでも、肝心なのはセラピストとの信頼関係を築くことだ。

メアリーは「メディカル・エナジェティック・ヒーラー」によるマッサージで救われたと感じた。「開始して10分で体の感覚が変わります」とメアリーは言う。「つねに心に抱えていた大きな不安感が消えたんです」。それは思いがけない効果だった。「おかげで心穏やかで、癒されて、何の心配もなくなりました。自分ひとりの力では、とてもそんな状態にはなれない。誰かの手でリラックスして、身の安全を感じたのは生まれてはじめてです」。それからは、ふたたび不安や心配が押し寄せてくるたびに、メアリーは「誰かの手に包まれて安心する感覚を思い出して、現実の世界でストレス要因に出くわしたときに、その安心感を当てはめます。心を落ち着けて周囲とうまくやる感覚を自分のものにしました」

同じく回復を目指しているローラは、マッサージ・ローとコア・エナジェティック・マッサージを試みた。どちらも「知っているが思い出せない」記憶を刺激された。ある日、「横隔膜の周囲をマッサージされているときに、気がついたら急に大声で『やめて、お願いだからやめて』と泣きながら叫んで、赤ちゃんみたいに脚をばたばたさせていたんです。どうすることもできずに、ただ怖くて、でも、そのうちに何ともなくなった。別のときには、やっぱり腹部のマッサージの最中に、『重すぎて耐えられない、そんなに重みをかけないで』と泣き叫んでいました。母の面倒を見なければならない責任感や、クラスで自分だけ大人びている孤独感の重みを感じたんです」。回を重ねるうちに、過去の苦しみは和らぎはじめた。メアリーは「身軽さ」を感じている。

11 腸から心をコントロールする

人間の体は大部分が細菌から成る。実際、単細胞の生命体の数は（ほとんどが細菌）ヒトの細胞数の10倍にものぼる。その多くは腸に生息し、この腸内の「マイクロバイオーム」（微生物叢）によって消化機能が左右され、脳の状態も影響を受ける。ストレスを受けていると、腸内の細菌の種類が減り、逆に有害な細菌の数が増える。過敏性腸症候群や炎症性腸疾患などの病気はストレスによって悪化する。最近の研究では、発達した神経回路網が無数の腸内細菌から脳へ情報を伝達し、その際に脳と腸のあいだに双方向のフィードバックループを形成して精神状態に大きな影響を与えることが明らかになった。心理的逆境、精神的ストレス、トラウマは腸内の悪玉菌の増殖につながり、悪玉菌は気分の落ちこみ、不安、うつ症状、そして逆境やストレスからの回復力の低下につながる。

これにはおもに２つの理由がある。まず、腸内の細菌は気分に大きな影響を及ぼすセロトニンの80パーセント以上を作っている。次に、プロバイオティクスなどの善玉菌は、ＧＡＢＡをはじめとする脳内の神経伝達物質受容体に直接影響を与える。プロバイオティクスを与えられたマウスはストレスホルモンの値が低く、不安やうつ状態に関連する行為も少なかった。

では、腸壁にへばりついている細菌と脳のあいだで、どのように情報が伝達されるのだろうか。その役割を果たしているのが迷走神経――炎症を引き起こすストレス反応のおもな仲介者だ。腸が「第２の脳」と呼ばれるようになったのはこのためである。腸内マイクロバイオームは神経の発達、脳内物質、情動行動、疼痛知覚、学習、記憶に大きく影響する。したがって腸内細菌の中には、不安症やうつ病といったストレス関連の疾患の治療に役立つものもあるかもしれない。

胃腸科専門医でカリフォルニア大学ロサンゼルス校のストレス神経生物学センター長のエメラン・メイヤーによると、脳と情報伝達を行うマルチ能力を考えれば、「腸が精神状態で重要な役割を果たさないということはほぼありえない」。

食生活を改善し、加工食品や砂糖の摂取を減らす代わりに野菜、フルーツ、プロバイオティクスが豊富な発酵食品を多く食べるようにすれば、腸内環境が整えられる。すると、小児期にトラウマを経験した患者は体も脳も回復に向かう。脳を支配しているのは腸に生息する微生物だ。したがって、マイクロバイオームの健全なバランスを保ち、正常なシナプス伝達に必要なセロトニンや栄養素が脳に供給されるように最大限の努力をする必要がある。回復のために奔走していながら、ストレス受容体を活性化する食生活を送っているのなら、いますぐやめるべきだ。

本書で取材した人の多くが食事療法を実践していた。エリーは乾癬、うつ病、不安症の症状を抑えるために食生活を変えた。加工食品や砂糖を控え、薬物を中心とした野菜、フルーツを食べるようにした。最初は日中に「脳の霧が晴れた」のに気づいた。それから数カ月もしないうちに「不安を感じることが減って、自殺の衝動も消えました。自分がどんどん楽観的になっていくのを感じたんです。わずかですが、たしかに変化がありました。食べる物で頭も体も変わっているような気がしました」。その後、エリーはさらなる変化に気づいた。「朝、目が覚めると気分がいいんです。それまではずっと朝型の人間ではないと宣言してきました。10時か11時までに起きるのが精いっぱいだった。でもある日、7時半に起きて、窓の外から鳥の鳴き声が聞こえてきた。まるで肩から10キロの重りが取り外されたようでした。そのとき気づいたんです。私はやっと目覚めて、力に満ちて、生きているんだと」

乾癬はよくなった。「数年ぶりに肌がきれいになりました」

エリーはホリスティック栄養士とインストラクターの資格を取ろうと決意した。「どんな状況であれ、腸と脳のつながりを意識して、腸内のマイクロバイオームのバランスを変えれば、心身の健康を取り戻すことができると思います」

ケンダルは腸の粘膜を修復するために食生活を改善し、セリアック病を克服した。ジョンも食事による健康効果を実感している。カットも「腸内環境を整え」はじめてから、少しずつ精神状態がよくなってきたことに気づいた。「いままで目を向けられなかったのが腸だったんです——あのステーションワゴンに乗っていた5歳からずっと。母に何か悪いことが起きたとわかっていたのに、大丈夫だと自分に言い聞かせていた。腸が回復するのに何が必要なのか、もっと注意を払うべきでした」。カットは食生活を一変させ、乳製品、グルテン、砂糖、精製炭水化物など、免疫システムが反応しそうなものを除去した。これらは悪玉菌の増殖の原因にもなる。代わりに、腸内の善玉菌を増やすために「キムチ、ザワークラウトなどの発酵食品やプロバイオティクス」を採り入れた。効果を実感できるまでに「半年かかりました。でも、栄養士と一緒に食生活を変えたおかげで体調はかなりよくなりました」

そうして努力を重ねながら、カットは「ようやく過去を書き換えていると感じます。いまでは振りかえって、これまでの人生と、現在の自分をつくりあげているものすべてに心から感謝していると言える。自分の過去に意味を与え、ライフコーチとして他の人たちにも同じように立ち直ってもらうことで、私の人生の脚本を書き直しているんです」

カットはこう願っている。「みんなが私を見て、『この人は脳や体、人間関係、人生の脚本を新しく書き直したんだ』と思ってほしい。あれだけの苦難を経験した私がトラウマだらけの人生を楽しいものにできるのだったら、誰でも立ち直れるはずです」

12 とにかくつながる

私たちは人間関係で傷つくことも多いが、その傷も互いの関係の中で癒す。健全な交流や支えとなる関係を持ち、「心を配られている、助けられている」と感じると、体や脳も回復する可能性が高まる。たとえば、乳がんや多発性硬化症などの病気を患う女性は、社会との強いつながりが症状を改善する。その理由の一つとして、心の支えとなる交流を持つと、炎症性ストレス反応を抑えるオキシトシン――別名「幸せホルモン」――が増えることが挙げられる。

喪失感、恥ずかしさ、後ろめたさ、不安、悲しみを抱えているときに、自分はひとりではないと知るのは大切だ。小児期逆境後症候群の影響を理解している人に助けを求めれば、支えを得られるだけでなく、人生に対する考え方も変わる。自分の過去は、人類の抱えている大きな傷の一つにすぎないとわかるだろう。

そして、苦しみが自分だけのものではなく、みんなも苦しんでいることに気づけば――少なくとも周囲の人の64パーセントは小児期に逆境を経験し、そのせいで健康問題を抱えているかもしれない――回復のための支えやアイデアを共有できるようになる。どんな状況にあろうと、いますぐ始めることができる。

マインドフルネス瞑想のグループやMBSRのクラスに参加したり、心から信頼でき、役に立つ方法や経験を教えてくれる友人に連絡を取ったりする。あるいは助けとなる家族、友人、同僚にACE質問紙やこの本を手渡し、より深い、率直な話を始めるきっかけとするのもいいだろう。

第7章 専門家の支援で小児期逆境後症候群から立ち直る

どれだけ努力しても、自力では回復できない場合もある。そうしたときには訓練を受けた専門家の助けが必要だ。

1 セラピー

心理学者で瞑想指導者のジャック・コーンフィールドによると、解決できない問題はセラピストに相談し、過去をひもとくために手を借りることが必要となる場合もある。「瞑想だけではかならずしも十分ではない」。コーンフィールド自身、「暴力的で依存症の父親と暮らす苦痛と、そうした環境から生じる心の底の不安」を抱えて育った。瞑想に来る指導者や生徒の多くは「解消できない悲しみ、不安、傷、過去の未解決の問題」を抱えている。瞑想の指導者でさえ、長年の修行にもかかわらず「大半は無自覚か、不安を抱えているか、過去を切り離して」おり、「そうした問題と向きあうためには心理療法が必要」だと気づいている。ときには「セラピーを介した深い関係」が効果的だ、とコーンフィールドは語る。彼は瞑想のクラスで「私自身が意識していない動きや感情に注意を向けてくれる優秀なセラピスト」と協力することが必要だと気づいた。

熟練したセラピストのもとでは、どんな状況であれ、ありのままの自分を見て受け入れてくれる人に見られているという肯定的な経験を記憶と組みあわせ、それを回復の手がかりとする常套手段が取られる。生まれてはじめて信頼感を持ち、このプロセスを繰りかえすことによって、信じてはいけないと告げる古い脳の回路が修正される。新たな脳細胞や回路が形成されれば、他人に対する新たな習慣や反応が生まれる。実際、セラピーには、大人になってようやく信頼できる相手に愛情を抱けるという効果もある。誰かと関わり、触れあい、深い絆を結ぶことに安心感を覚えるようになる。このようにして、セラピストに無条件に受け入れられた結果、より完全で健全な自意識が形成される。

セラピーにはストレスによって傷ついた細胞を正常に戻す効果もある。トラウマを負った患者のDNAには大きな損傷が見られるが、セラピーによってDNAの完全性が分子レベルで変更され、修復されることもある。その効果はセラピーが終了した一年後も続いていたという研究結果も報告されている。

ヴィンセント・フェリッティの58歳の患者——フェリッティの研究では匿名となっているが、

ここでは仮に〝アリス〟と呼ぶ――は、小児期の逆境が長年の心身の苦痛の原因となっていることを知り、それと同時にセラピーの効果を実感した。アリスは体が弱く、痩せっぽっちで引っこみ思案の子どもだったという。昔のことはあまり覚えていない。7歳のときにお尻を叩かれたこと、ベッドのわきに野球のバットを置いて眠っていたこと、年がら年じゅう感染症にかかって小児科医をあきれさせたこと、唇や爪がしばしば青くなって医者に心配されたことくらいだ。そのため扁桃腺とアデノイドを切除し、胸腺に放射線を当てて治療した。12歳のときには心雑音がひどくなり、医者が「聴診器なしで」聞こえるほどだった。それから30年以上、アリスは重い骨盤内炎症性疾患、乳房感染、骨盤部のひどい痛み、不安症、うつ病、自殺願望に悩まされた。ぼんやりしたり、神経過敏になったりすることもしょっちゅうだった。

結婚と離婚を経験し、シングルマザーとして2人の小さな子どもを育てながら、子どもたちのためにもっと健康になりたいと思った。そして、「長期間の幼児期健忘」と、つねに自分が「ひどく惨め」だと感じている理由を探り当てようと決意した。アリスはセラピストのもとを訪れ、「ベルトのバックルやジッパーの音」が聞こえる悪夢に悩まされていることを打ち明けた。そしてセラピーを重ねるうちに、7歳のときの取り乱した自分に行き着き、セラピストに促されてお尻を叩かれた日のことを話した。あのときの痛みや恐怖がよみがえる――やがてアリスは自分を傷つけたのが祖父だったことを思い出し、子ども時代の空白の多くが埋まった。安全なセラピーという環境と熟練の専門家のおかげで、アリスは子どものころには感じたことのない安心感を覚え、だんだんと快方に向かった。
その後、年1回の心臓検査を受けたところ、心雑音が消えていた。苦痛の原因を突き止めたことで、体の痛みも病気もよくなったのだ。

2 ソマティック・エクスペリエンス

子どもが逆境やトラウマを経験すると、闘争・逃走反応を起こすか「凍りつき」状態となり、体の感覚が鈍る。そうした患者に対して、精神分析医は無理のない範囲で感覚を取り戻させ、自分が感じていることを認識して管理できるように導く。最も効果的な方法の一つに、身体感覚に注意を向ける「ソマティック・エクスペリエンス®」というセラピーがある。

このセラピーは、ソマティック・エクスペリエンス・トラウマ協会の代表、ピーター・リヴァイン博士が考案したトラウマ療法だ。リヴァインは、命の危険に直面した野生動物が恐怖で身動きできない状態から立ち直ることに着目した。脅威が過ぎ去ると、動物は無意識に体を震わせ、「闘う」「逃げる」「凍りつく」状態のあいだに体内にためこんでいた緊張を解き放つ。このときにエネルギーが使われることで呼吸のパターンがリセットされ、ふたたび深く呼吸しはじめる。すると自律神経系の乱れが治り、体のバランスが回復する。完全に元の状態に戻るのだ。恐怖は消え、その恐怖や緊張を体内にとどめていたために発生した余分なエネルギーも消える。そして次の行動に移る。

ソマティック・エクスペリエンス（ＳＥ）は、トラウマを引き起こす出来事のあいだに蓄積された感情や感覚を残らず放出させ、神経系のバランスを取り戻すための安全な方法だ。訓練を受けたセラピストが小児期逆境後症候群、発達トラウマ、ショックトラウマ、ＰＴＳＤなど、心身のトラウマ関連による症状を和らげる。

トラウマの経験の具体的な内容については話さなくても構わないが、体がストレスを抑える仕組みを学び、身体の感覚に注意を向け、どのような感情、考え、イメージが生じるのかを観察する。そしてゆっくりと、安全な環境でトラウマの原因となった苦痛の一部を経験し、蓄積されたエネルギーを放出して神経系のバランスを取り戻す。すると、回を重ねるうちに最も厄介な感情が安全な状態で表に出てくる。

セラピーで生じる身体の感覚や記憶に対処するために、「ペンデュレーション（振り子のように行ったり来たりする動き）」を学ぶ必要がある。心の中に「安全な場所」を作り、そこへ行けばいつでも安心できるようにするのだ。親しい人や力になってくれる人との思い出、いままで行ったことのある、または想像上のくつろげる場所（自然の風景など）でも構わない。あるいは現在の瞬間にとどまるために、何かを握っているだけでもいい。

安全な場所と、過去の逆境やトラウマから生じる不快な身体の感覚や感情とのあいだを行ったり来たりすることで、小児期のストレスと安全に向きあって解放し、その結果、神経系がバランスの取れた状態に戻る。リヴァインはこのプロセスを「収縮と抽出のリズム」と呼んでいる。

ペンデュレーションにはストレスに反応した興奮を鎮める作用もある。トラウマの感覚を解放する際に、人によっては泣いたり身を震わせたりする場合もあるが、安全な場所に戻れば、ふたたび楽に呼吸ができる状態になる――自律神経系が落ち着いて正常に戻っているしるしだ。慣れてくると許容範囲が広がり、日常生活でもう少し気持ちの揺れに対処できるようになる。

支配的な母親と怒りっぽい父親のもとで育ち、「口論が始まらないうちに」家庭内の緊張を敏感に感じとっていたジョージアの場合、両親との生活によるトラウマ、慢性的な健康問題、度重なる背中の手術を経験したにもかかわらず、ソマティック・エクスペリエンスによって、また一歩回復へと近づいた。「私には〝心のリハビリ〟計画が必要でした。回復を目指すか、打ちのめされて立ち直れなくなるか、道は二つに一つだったんです」

最初、ジョージアはマインドフルネス瞑想を始め、かなりの効果を得たが、体と感情をつなぎ直すために1対1のガイダンスが必要だと感じてソマティック・エクスペリエンスを始め、週に1回、1年以上SEのセラピストのもとに通いつづけた。「おかげで自分の体が雑音を出していることがわかりました。自分でも気づかないかすかな反応を見て、セラピストが『いま何がありましたか?』と尋ねるんです。『何のことだかわかりません』と答えると、少し休憩するように言われます。そうしてはじめて自分が涙をこらえているのに気づく。『悲しみを感じる』と言うと、『どこに?』と尋ねられます。ほとんどの場合、私の悲しみは肩甲骨の下に感じる鋭い痛みとともに始まりました。悲しみをその場所にとどめずに表に出してしまうと

――たいていは涙と一緒に――背中に痛みが広がった。そして、その感覚に注意を向けるまで消えないんです」。ときには腹部のあたりに違和感を覚えることもあった。セラピストの助けを借りて、ジョージアは体の芯にため込みつづけてきた心身の苦痛に意識を集中させた。

彼女はソマティック・エクスペリエンスを通じて学んだテクニックを日常生活でも利用して、精神的な苦しみや体の不調をコントロールしている。「感情が高ぶっているときは、まず心地よいと感じる状態を見つけてから、少しずつ苦痛に向きあうようにしています。悲しいと感じたら、波長を合わせて体と会話をする。そして体が何を欲しているのかを尋ねます。背中の痛みや胃腸の症状を感じたら、動揺する前に〝腸の気持ち〟に耳をかたむけることを覚えました」

一日を通して自分を落ち着かせることも学んだ。「結果を出すためにひたすら突き進んでいると、苦しいときでも、いったん足を止めて心地よい時間を作ることが難しくなります。でも、いまは気分を楽にすることを覚えつつあります。紅茶を持ってポーチでのんびりひなたぼっこをしたり、朝から晩まで散歩に出かけたり、あるいはただ寝っ転がって愛犬を抱き寄せながら幸せホルモンが広がるのを感じたりして、自分を大切にしています」

ジョージアは「体の代わりに自分で声を出すこと」を覚えた。そして自己愛の強い母親と距離を置き、「やめてほしい」と言えるようにもなった。そうやって自分に害のある関係や友情から遠ざかった。「体の声に耳をかたむけることで、生き延びるための興奮状態を私にもたらす、有害な人、関係、重圧を察知できるようになりました」

ソマティック・エクスペリエンスは、トラウマを経験した人が心を落ち着かせ、苦しい感覚を心地よく思い出し、感情に圧倒されることなく受け入れられるようにサポートする。みずからの精神状態を意識できるほど安心感を得られれば、感情や行動をコントロールできるだろう。

また、怒りや不安が爆発しそうになったり、過剰反応しかけたり、冷静さを失って思いもよらない言動を取りそうになったりする瞬間を見極めることができる。追いつめられているという合図が「聞こえる」のだ。筋肉の緊張、苛立ち、呼吸を忘れる、痛み、痺れ、不快感、風邪っぽいだるさ……そんなときには立ち止まって、あとで後悔するような行動を取ってしまう前に精神を統一しよう。

3　イメージ誘導法、創造的ビジュアライズ、催眠療法

イメージ誘導法とは、想像力と心的イメージを利用して神経構造を変える療法で、感情をつかさどる右脳を使って古いパターンを書き換える。

「心的イメージは単に何かを考えることではない」とバーニー・シーゲルは言う。分析思考は「通常は言語、計画、判断、数字をつかさどる左脳で行われる。それに対して創造的ビジュアライズ（視覚化）や心的イメージは右脳のプロセスで、視覚、聴覚、嗅覚および記憶、気分、感情が用いられる」

右脳と左脳の機能の違いを理解するために、レモンを使った実験をしてみよう。買い物メモ

にレモンを追加するところを思い浮かべる。「レモンを買う」と考えるだけで左脳が働く。次に、店頭で500グラムのレモンが1・99ドルで売られているとする。レモンを買って代金を支払う――そのために必要なことはすべて左脳の命令で行う。

今度は、もぎたての熟したレモンを手に持っているところを想像しよう。「ワックスのかかった皮の手触りや心地よい柑橘類の香り」を感じる、とシーゲル。「よく切れるナイフでレモンをくし形に切るところを思い浮かべる。果汁が飛び散って、レモンの香りが強くなる。切ったレモンを手に取ってそっとしぼる。果汁がじゅわっとあふれてきて、みずみずしい果肉からこぼれ落ちる。それを口に運び、舌の奥に果汁を落とす」

この段階で、あなたは脳全体を使い、まったく異なった観点からレモンを理解している。唾がこみあげ、レモンの苦さに身震いするか唇をすぼめているだろう。体が本当にレモンを味わっているかのように反応する。視覚化することによって、レモンを本物だと脳に思いこませたのだ。

スポーツ選手はビジュアライズを利用し、大きな試合の前にバットを振ったりダンクシュートをしたりする姿を想像してパフォーマンスを向上させる。毎日、ピアノの練習曲を弾く場面を想像するだけで、実際のピアノで同じ曲を練習した人と同程度に運動皮質の神経細胞が形成される。心的イメージは想像していることを実際にやっていると脳に信じこませるのだ。

プラシーボ（偽薬）を服用し、それが効果のない薬だと知っている患者でも、まったく治療を受けていない患者にくらべて痛みが和らぐ。私たちが情報を受け取ると、それが「真実」ではないと知っていても「身体記憶」のようなものが形成され、体や神経に変化が起きるのかもしれない。そう考えると、創造的ビジュアライズや催眠療法が同じように効果をもたらすことも理解できるだろう。

ローラの場合、イメージ誘導法によって「賢い自分」を呼び出し、かつての自分である傷ついて見捨てられた少女を慰め、受け入れることを学んだ。もっぱらローラを辱めていた母親からは一度も受けたことのない行為だった。「賢い自分は60歳くらいの設定です。私と同じ大きくて丸いべっ甲ぶちの眼鏡をかけて、長いダークブラウンの髪には白髪が混じっています。そしてほほ笑んでいる。私に向かって温かい、包みこむような笑顔を向けている。私を無条件に愛しているように。母親がわが子を愛するように。本当に悲しいときやストレスを感じたときには、彼女が隣に座って、私を抱きしめながら『大丈夫、心配しないで。今度もきっと大丈夫だから』と言ってくれるのを思い浮かべるんです。そうすると、たちまち心が落ち着きます。あたかも10歳の子どもが母親の腕に抱かれているように感じます。〝大丈夫、何があっても愛しているから〟というタイプのママに。私の人生にはいなかったママに」

ミシェルは13歳のときに医師に処方された感染症用の抗生剤にアレルギー反応を起こし、きわめて稀な、生死に関わる容態で重度の火傷の患者のような治療を受けた。苦痛ととつぜんの医療トラウマのショックに耐えられずに、ミシェルの13歳の脳はオフライン状態となった。その後、身体的な症状は落ち着いたが、つねに不安にとらわれ、「いつ自分を裏切るかわからない体で歩いている」と感じていた。自分の身に起きたことは医師にもセラピストにも話さなかった。貝のように口を閉ざした。またしても苦しみを味わうのが怖かったのだ。

20年後、30代半ばのミシェルは慢性疲労、過敏性腸症候群、慢性鼻炎、不安症とうつ病、筋肉の痙攣をはじめ、さまざまな症状に悩まされていた。そして、つきまとって離れない恐怖から逃れ、過去を乗り越えるために、一連の出来事を書いてみることにした。当時の苦しみに満ちた記憶を呼び起こすうちに、「髪が抜けて、8センチくらいのはげができてしまいました」

書くことで少し気持ちは整理されたものの、ミシェルはあいかわらず行き詰まったように感じていた。「どんなに努力しても不安が消えなかったんです」とミシェル。「まるでトラウマ依存症になったようでした。不安を手放すことができなかった。気がつくとトラウマのことばかり考えていた。13歳のときの不安にしがみついていて、手を放せなかったんです。怖がる習慣から抜け出せなかった」

そしてある日、車を運転しているときにラジオで「催眠療法でニコチンを絶ったという話を聞きました。うさん臭いと思いました」が、その一方で現実を認めざるをえなかった。「従来のセラピーはすべて試して、もうこれ以上、自分の身に起きたことは話したくなかった。トークセラピーで何度か話しても、私が求めていた解放感は得られなかったんです」。催眠療法なら、もう記憶を言葉にしなくても立ち直ることができるかもしれない。

ミシェルは7人の催眠療法士に話を聞き、神経科学に基づいた療法を行うセラピストに出会った。初回のセッションで、セラピストは心身をリラックス状態に導くプロセスについて説明し、天井のない部屋に2つの椅子が向かい合わせに置かれている場面を思い浮かべるように言った。「一方の椅子に座って、赤いヘリウムガス風船がくっついた箱を向かい側の椅子に置くように言われました。そしてセラピストに導かれるままに、私は病気に関する不安、13歳のときの出来事に対する怒り、悲しみ、ネガティブな感情、恐怖、懸念を残らずその箱に入れました。箱がいっぱいになると、蓋を閉めて、開いた天井から飛ばし、空を漂っていくのを眺めていました」

次に、セラピストは向かい側の椅子に座って自分を見つめている場面を想像するように言った。「あなたは自分自身に向きあっています。自分の顔を見て、病気について抱いていたネガティブな感情をすべて許してあげてください。苦しみも恐怖も不安も許してください。悲しみも体調や気分が悪いこともすべて。自分がそうした状態から自由になれないことも」。こうして「自分を許す」プロセスが続き、最後にセラピストはこう言った。「自分を抱きしめてください。しっかりと。そして1センチの大きさまで縮めて心の中に入れてください」。そう言いながら、セラピストはミシェルの腕をやさしく叩いた。

そのときのことをミシェルは「ずっと目が覚めていて期待外れでした」と振りかえる。ところがセッションが終わって目を開けてみると、「昼寝から起きたみたいに頭がぼんやりしていて」驚いた。「ビジュアライズをしていたのは15分くらいだと思っていたのですが、実際には

1時間近くたっていました。その晩は困惑して床に就きました。時間とお金の無駄だったと思いながら」とミシェルは語る。「でも、その日は体の調子が悪くなってからはじめて、8時間ぐっすり眠れたんです。翌朝、目を覚ますと何の不安も心配も感じませんでした。そんなことは記憶にあるかぎりはじめてです。それから5日たっても心は落ち着いていた。何かがおかしい、こんなに気分がいいなんて、こんなはずはないと思いました」

その後、6回のセッションを経てミシェルは「すっかり変わりました。以前とは精神状態がまったく違って。よく眠れるようになって、リラックスできた。心が軽くなりました。母に言われたことが忘れられません。『また心の底から笑えるようになったわね。健康だった13歳のときと同じように。あの病院に行く前のように。あれ以来、あなたの笑い声にはどこか無理があった。それがあなたの本当の笑顔、本当のあなたよ』と母が言ってくれたんです」

つねにつきまとっていた不安から解放されて、ミシェルは別の面でも目覚めた。催眠療法と同じころに社交ダンスも始め、おかげで「快適な朝の目覚め」が続いている。また、人生を変えるようなトラウマに苦しむ人に向けたブログも開設した。そして現在はＰＴＳＤ専門のカウンセラーと催眠療法士の資格を取って活動している。

「私たちの意識は88パーセントが潜在意識です。私が受けた催眠療法では、脳のその部分に語りかけられたのだと思います」

不安の兆候が消えるにつれて、身体の不調も改善した。「ずっと高かった肝酵素の値が急に正常になりました。過敏性腸症候群も治って、筋肉の痛みも嘘のように消えたんです」。いちばん驚いたのは、骨粗しょう症が自然に治ったことだった。ミシェルの体は新たなリラックス状態となった。栄養もたっぷり摂り、筋力トレーニングにも励んだ。「いまでは骨が丈夫で健康になりました」

すっかり回復したミシェルは自分の体験談を『ビフォー・ザ・ワールド・イントゥルーデッド（Before the World Intruded：Conquering the Past and Creating the Future）』という本にまとめた。また、自分のラジオ番組を始め、トラウマ、PTSD、治療の専門家にインタビューを行っている。「トラウマのことを話せなかった女の子から治癒のことを話す女性になりました」と、ミシェルは笑いながら言う。

まったくトラブルのない人生ではない。「でも、何が起きても対処することを学びました。そして、なぜ私がこんな目に遭うのかと疑問に思わないことも。そう考えると、どんどん落ちこむばかりです。本当に大事なのは、自分の身に起きたことに対して何ができるかということ。希望を失うのは簡単です。でも、希望を持ちつづけることも不可能ではない。どんな出来事にも意味を見出すことができる。回復するための手段はかならず見つかります」

4　ニューロフィードバック

ニューロフィードバックは脳波（EEG）を調整して脳の機能を改善する療法だ。神経科学者でカナダのウエスタン・オンタリオ大学ＰＴＳＤ研究部長のルース・レニウスによると、「ニューロフィードバックによって、トラウマで遮断された脳のネットワークの一部を修復することができます」

ニューロフィードバックでは、患者はパソコンの画面に向かって座り、頭部につけた電極をパソコンに接続して脳波を測定する。ソフトウェアが脳波のパターンを読みとり、脳の管理状態によって画面に表示されるイメージが変わるという仕組みだ。

たとえば、野原の画像が表示されているとする。脳の重要な部分が活性化されていないと、脳波に反応してたえず変わる野原が泥だらけで灰色になり、花は萎れるかもしれない。だが、その脳の部分がふたたび機能しはじめると、野原は花が咲き乱れて色とりどりとなり、小鳥の鳴き声が聞こえる。ニューロフィードバックは脳で行われていること、自分が感じていることについてリアルタイムで情報をフィードバックし、それによって神経活動をコントロールする。練習を重ねれば、心地よい画像や音と関連づけられた神経活動を促す特定の思考パターンに変える方法が身につく。

言ってみれば、オーケストラの各パートに、あるフレーズは小さく、あるフレーズは大きく演奏させ、全体のハーモニーをより美しく響かせる指揮者のようなものだ。ニューロフィードバックのセッションを受けると、脳の多くの領域でネットワークがつながり、精神的に立ち直る能力が改善する。

ニューロフィードバックの公認セラピストを探す際には、小児期の逆境やトラウマの経験者の治療歴を尋ねてみよう。

5　ＥＭＤＲと脱感作療法

セラピーのなかには、つらい経験を安全に思い出させ、その記憶を苦痛と切り離す手法のものがある。コントロールしながらその経験に何度も触れるうちに、怖いと思う物や記憶にネガティブな感情を結びつけないことを覚える。セラピストとともに安全な方法で行うことで、徐々に物や人、出来事を恐怖を感じずに思い浮かべられるようになる。つまり解放されるのだ。

マンハッタンにあるマウント・サイナイ医科大学のダニエル・シラー助教授（神経科学および精神医学）は、「悪いことが何も起きないときにネガティブな記憶を繰り返し思い出すと、ほとんどの人は恐怖を克服することができる。実際の出来事を忘れたわけではありません。そのことは今後も思い出すでしょう」と語る。「しかし感情は消えます」。たとえば、自分を辱めたり傷つけたりした親のそばにいることができるようになり、やがてパニックや不安は感じなくなるかもしれない。もはや恐怖は存在しないのだ。

記憶と恐怖の結びつきを解くことで、実際、最もつらい情動記憶から自分自身を切り離すことができる。

ＥＭＤＲ（眼球運動による脱感作と再処理法）は、このプロセスに効果的な心理療法で、１

990年にカリフォルニア州パロアルトのメンタル・リサーチ・インスティチュート（MRI）の上級研究員、フランシーン・シャピロによって開発された。シャピロは、過去のつらい体験を思い出すときに、レム（急速眼球運動）睡眠の最も深い段階と同じように視線をせわしなく動かせば、その記憶に結びついた感情やストレス反応が消えることに着目した。

心理学者のシャピロは、「多くの患者が医師や精神分析医のもとを訪れて不安を訴えるが、患者がPTSDや大きなトラウマについて話さなければ、臨床医もセラピストも小児期の逆境体験を把握しない可能性がある」ことに気づいた。これはきわめて大きな過ちだと考えたシャピロは、ルース・レニウスと同様に危惧を抱いた。「逆境の経験はPTSDとほぼ同じ症状を引き起こしますが、深刻なトラウマよりも精神的および身体的に幅が広がります。にもかかわらず、患者がそのことを黙っていて、PTSDの症例に当てはまらなければ、精神分析医は気づかずに不安症の薬を処方します」

だが、薬を飲んでも記憶に対する反応は変わらず、かつての不安が蒸しかえされるだけだ。シャピロによれば、セラピストは「誰にでもあるような逆境の経験、すなわち小さなトラウマにもっと目を向け」、その宙に浮いた状態の記憶が「多くの疾患の背後にある」可能性を考えるべきだという。

たとえば、次に挙げる否定的な考えを読み、落ち着かない気持ちになったり、呼吸が速く、浅く、あるいは息が詰まったりするようであれば、過去の出来事に対する未解決の感情を抱いている可能性がある。

私は愛されるに値しない。
私は格好悪い。
私は悪い人間だ。
私は無力だ。
私は努力が足りない。
私は醜い（スタイルが悪い）。
どうせ私なんか……。
私はばかだ（賢くない）。
私は期待外れだ。
死んだほうがましだ。
私は不幸の星の下に生まれた。
私は周囲と違う（溶けこめない）。
何かをやらかしたにちがいない。
失態を演じた。
私としたことがうかつだった。

シャピロは、ネガティブな感情に安全に触れ、急速な目の動きという生理的な運動を利用して、心を傷つける否定的な考えにまつわる過去の記憶を再処理する方法を考案した。

具体的な進め方は次のとおりだ。ＥＭＤＲのセラピーでは、患者は自分の心を苦しめている気持ちを思い浮かべる。そこから過去のつらい経験と、その記憶に根ざした感情がよみがえると、左右に動く光を追って視線をすばやく動かすよう指示される。そうしてレム睡眠と同じ状態に導かれる。

あるいは自分の手に持った棒を左右に揺らしてもいい。そのほか、左右から音を聞く、左右からタッピングの刺激を与えられる、またはセラピストが両方の手の指を１本ずつ立て、その先を見ながら交互に視線を動かす方法もある。セラピストは体系化された手順で患者を集中させ、トラウマの記憶を処理していく。

「人間の脳には情報処理センターがあり、経験を読みこんで解決します。私たちは現在の経験を過去の記憶や出来事と結びつけ、その情報を処理し、新たな結論を下すのです」とシャピロは説明する。その結論は強い感情を伴うことが多い。「ＥＭＤＲでは、そうした感情の原因となっている過去の記憶、その感情をもたらした現在の状況、患者の症状、そして患者がより健全な道を進むために今後必要となるものを突き止めます」

ＥＭＤＲのセラピーは、レム睡眠時の脳を整理する神経プロセスを利用している。繰り返し注意の方向を変えることによって、レム睡眠と同じ神経生物学的な状態をつくり出す。このプロセスは（レム睡眠もＥＭＤＲも）逆境や予測不能な慢性有害ストレスでバランスが崩れた脳を活性化させる。その結果、海馬に蓄積されたトラウマの記憶が消され、扁桃体の警戒状態が緩和される。

ＥＭＤＲには小児期の逆境やトラウマによって萎縮した海馬を増やす効果があることもわかっている。

ＥＭＤＲの安全なセラピー環境でレム睡眠と同じプロセスを誘導し、「ようやく苦しみから解放され、ネガティブな感情が完全に消えるように進めていきます」とシャピロは説明する。「逆境のつらい記憶は「二度と見たくない夢の場面のようなものです。処理されていない状態で保管されているために、感情が蓄えられたままなのです。だから、どれだけ歳月が過ぎようがそのまま残ります」。だが、ひとたび「古い記憶を処理すると、日常の苦痛が減ります」

シャピロは強調する。「世の中には苦しみや痛みが蔓延していて、世代を超えて伝わります。でも、この方法は脳をリセットすることができます」

はるか昔の記憶で自覚している意識に存在していないような場合でも、このセラピーは効果を発揮する。

子どものころに瀕死の状態となり、ひどいパニック発作を起こして僧帽弁逸脱症と診断されたプリシラは、ＥＭＤＲのセラピーを受け、15年間も続けたトークセラピーをはじめ、他のさまざまな方法では解決できなかった感情に対処しようと決めた。実際に受けてみると、「無理に思い出さなくても記憶がよみがえりました。神経系がそれ自体独立したもので、活発になることもあれば、鎮まることもあるとわかったんです。私の神経系は当然のことをしていただけでした――過剰に働いていた。でも、私がやろうとしていたことはほとんどが的外れでした」

プリシラのセラピーを担当したジーナ・コレッリはフランシーン・シャピロのもとで勉強し、２００１年のアメリカ同時多発テロ事件の救助隊員や生存者のセラピーも行った。「従来の心理療法の壁にぶつかった人を助ける」ことで高く評価されている。

プリシラは感情を探り当て、両親に見捨てられたときの記憶を掘り起こすことができた――そして自分では覚えていなかった、子どものころのパニック発作を思い出した。「そのときの複雑な感情を解放すると、少しずつ気分がよくなってきたんです――力がみなぎるようだった。家族に対する苦悩を忘れられると思いました」。ＥＭＤＲのおかげで「自分の中の光が見えた。そして、その光を放ちながら世の中に出ることができました」

セラピーの途中で気づいたことがある。「母のことは恨んでいません。ありのままの母を受け入れました。許すべきことは何もないと気づいたんです。母はあのとき自分にできることをしただけだと」。母親に対する怒りや恨みは、これ以上ないタイミングで解き放つことができた。その年、母親のアルツハイマー病が悪化し、この世を去るまでの1年間、プリシラは親子の絆を確かめることができた。

コレッリによると、「神経系が整うと、言語、感情、そしてそれに伴う行動が主観的体験から客観的体験になります」。すなわち、いま起きていることを観察できるようになるが、かつてのように苦しみは感じない。その瞬間から、満ち足りた人生への第一歩を踏み出すことができるのだ。

ＥＭＤＲでは小児期の逆境の記憶に伴う感情をふたたび経験するが、当時の打ちのめされるような恐怖とは切り離して、記憶を再構成する。

現在、シャピロのＥＭＤＲセラピーは、別の心理療法とともに、自然災害や戦争の被災者（子どもおよび大人）のトラウマ治療法としてＷＨＯに推奨されている。

第8章 虐待を受けて育った人の子育て

――あなたと子どもを助ける14の方法

この章では親、教師、相談相手として、子どもや若者が小児期の予測不能な慢性有害ストレスの影響から立ち直るためのサポート方法を紹介する。子どもや家族を救うのに遅すぎるということはない。子ども時代が幸せだったかどうかは一瞬で決まるわけではない。いまからでも手を差し伸べて、変えることはできる。

対人関係の神経生物学学者、ダン・シーゲルによれば、完璧な子育ても、子どもの発達段階の脳に完全無欠の神経回路を形成するほど何でもこなす親も存在しない。「知識だけでは回路の遮断を防ぐことはできない」とシーゲルは言う。「どうしても避けられない変化はある。大事なのは人間らしさをユーモアと忍耐で受け入れ、寛容と思いやりを持って子どもと関わること。子どもに対する〝過ち〟で自分を責めつづけていれば、みずからの精神的な問題にとらわれ、子どもとの関係を築けなくなる」

あらゆる逆境やトラウマを起こす出来事から子どもを守るのは不可能だ。つねに完璧な親でいることも無理だろう。それでも、予測不能な慢性ストレスが長引かないように子どもを育てることはできる。親にとっては、逆境が子どもに及ぼす影響をできるかぎり抑えるのが一番の役割なのだ。

自分が理想としていた親ではなかったとしても、「遅すぎることはない」とシーゲルは言う。頭は「きわめて〝柔軟〟で、経験によってすぐに変わる。何歳になっても健全でバランスの取れた精神状態に導くことは可能だ」。親がストレスを受けている場合でも、状況が落ち着いてリラックスしてから子どもと自分のために安定した環境をつくれば、それで構わない。

このことは最近の研究でも実証されている。マウスが母親からストレスのタンパク質バイオマーカーを受け継いでいても、ストレスが弱まるとバイオマーカーは検出されなかった。同様に、精神病を患っている人間の親でも、上手に子育てをすれば、発症率は遺伝的素因のない子どもと変わらなかった。

じつを言うと、私自身はこの問題について心配していた。というのも、私の子どもたちはまだ幼いころに、私が命に関わる自己免疫疾患と戦っている姿を間近で見ていたからだ。何度か入院し、そのあいだは子どもたちに会えなかった。自宅でも1カ月近く寝たきりだった。そこで、ワシントンDCの心理療法士で、軽度から重度までさまざまなレベルのトラウマ性ストレス反応の治療を専門とするディーニー・ラリオティスに尋ねてみた――その経験のせいで、私の子どもたちは取り返しがつかないほど傷ついたのでしょうか？　答えを聞いて、私は安心した。「その時期を家族みんなで乗り越えて、子どもたちが安心してあなたに愛情を抱いていたのなら、そしていまは穏やかな日常を取り戻したのなら、発達段階の脳は新たに肯定的なつながりを形成し、やがて否定的なつながりを上書きします」

一緒にハイキングへ行ったり、ケーキを焼いたり、ビーチを歩きながらおしゃべりをしたり、夜に長々と人生について語りあったり……子どもたちがそうした新しい思い出を心に刻んでくれることを願わずにはいられない。6歳と10歳のときに私の車いすを押していたことや、病院のベッドに横たわっていた私の青ざめた顔の代わりに。いないも同然だった母親の記憶と、いつも2人のこと、2人の幸せを考えていた母親の肯定的な記憶が一体となって。

そうしたつらいイメージや記憶のなかには消えないものもある、とラリオティスは言う。「でも、子どもたちにとって大事なのは、そのときの経験であなたがどう関わっているかということ、そしてかつてはトラウマとなる人生だったとしても、子ども時代が終わる前に、いま安定していることということです」

ストレス要因に対する反応も含め、行動パターンを変えれば、「子ども時代の記憶形成」の新たなプロセスを始められるだろう。

人間の脳には、生まれながらにしてこうした早期のつながりを分解し、新たなニューロンと新たなシナプス結合を形成する驚くべき力が備わっている。子どもが小さいほど脳は順応しやすい。そのため、できるかぎり早く手を差し伸べることが必要だ。

上手な子育ての一番の秘訣は、とにかく何ごとにも大げさに反応しすぎないこと。このちょっとしたテクニックを実行に移すうちに、目の前の出来事に集中し、子どもの心に寄り添い、気持ちを理解できるようになる。すると家庭は穏やかさに包まれ、子どもにはバランスの取れた健全な神経系が形成されるだろう。子どもに生涯にわたって健康で過ごすという最高の贈り物ができるのだ。

これから紹介する子育て、助言、養育の14のコツは、親としての第一歩だと思ってほしい。これだけ実践すれば大丈夫だというわけではない。子の逆境が自分の手に負えなかったり、セルフコントロールでは解決しきれなかったりする場合には（自分または家族の依存症、うつ病、精神疾患による身体的、性的虐待や、まぎれもない心理的虐待があるケースなど）、専門家や行政に頼る必要がある。

1　自分の「荷物」を管理する

わが子への最大のプレゼントは、自分の未解決の問題を管理し、子どもを自分の子ども時代と同じ目に遭わせないようにすることだ。対人関係の神経生物学者、ダン・シーゲルがわかりやすくこう言っている。「よい親のもとではよい子どもが育つ。子どもが深い愛情を抱くかどうかは、親が自身の子ども時代の経験をどれだけ理解しているかで決まる」。よい親になるためには、まずは自分自身をいたわることが必要だ。

「親として、われわれは自分にとって精いっぱいのことしかできない」とシーゲルは言う。心配はいらない。もっと子どもと深く関わるために、自分のすべきことに取り組む必要があるのはあなただけではない。たとえ過去が不安定でも、現在の生活の足場を固めて子どもを安心させてやることはできる。

物ごとに敏感に反応しないように自己をコントロールすることは、どんな親でも犯す過ちを改善し、改めるのに必要不可欠だ。このテクニックを身につければ、だんだん過ちは少なくなるだろう。

もっと子どもの要求に応えるために自分の反応を抑える力を、シーゲルは「親の調整力」と呼んでいる。親としての行動を調整できるようになるほど、子どもが安心感を得るために必要なものを与えられるだろう。

2　予測不能な慢性有害ストレスと回復力を養う幼少期の挑戦を混同しない

子どもを勇気のある、親切で、立ち直りが早く、好奇心を持った人間に育てるには、小さいころに経験する予測不能な慢性ストレスをできるかぎり減らすのが一番の近道だ。だが、害を与える逆境と、厳しい社会に屈しない心を育てることは区別しなければならない。子どもを守るべきときと、外の世界で生きられるように背中を押してやるべきときのバランスをうまく取る必要がある。

ジャーナリストのポール・タフは、著書『成功する子　失敗する子――何が「その後の人生」を決めるのか』（英治出版）で、私たちは子どもをかばいたいと思う一方で、規律、規則、制限を定めなければならないと書いている。どの子どもにも「子どもサイズの逆境、転んでも自力で起きあがるチャンス」は必要だ。タフによると、親が長いあいだ悩むのは、「子どもには何でも与えてやりたい、あらゆる危害から守ってやりたいという気持ちと、本当に成功してほしければ最初に失敗を経験させる――正確には、失敗に対処する方法を学ばせる――べきだという考え」の葛藤である。

ダン・シーゲルはこう述べている。「バランスの取れたアプローチを行うのが親の務め。サポートするときには線を引き、避難場所を与えつつ探検を促すこと」

子どもを危害から守る際には、逆境に対処し、困難、失望、喪失を乗り越えることも学んでほしい。少しは根性も必要だ。「ふらつき力」を持ち、人生につまずかないように、立ち直る力を育てることも大事だろう。

その一方で、あらゆるものから子どもを守ることは不可能であり、そうするべきでもない。

安全な闘いと安全ではない闘いを区別する必要がある。子どもが言いつけられた用事や宿題を終えるのに苦労していたり、きょうだいと言い争ったりしていれば、アドバイスを与えるにとどめて、答えを教えたり、代わりに用事を片づけたりすることは控える。

たとえば、宿題の提出が遅れたり、テストの準備をしてこなかったせいで先生に怒られたり、毎朝寝坊してバスに乗り遅れたりすれば、子どもはその現状を受け止め、経験から学ばなければならない。準備をする、バスに間に合う、将来の成功を目指して習慣を変えるために何をする必要があるのか、よく考えて実行する。親が首を突っこんで、なぜうちの子に厳しいのかと教師を問いつめたり、再試を受けられるかどうかを尋ねたりするのは、むしろ逆効果だ。子どもが自己主張をし、軽い逆境に対処することで自信を持ち、失敗から立ち直る方法を学ぶチャンスを奪ってしまう。

「明日テストなのに、宿題をロッカーに忘れてきちゃった」と子どもが言っても、否定的なコメントを返したり（「それじゃあテストは赤点ね」）、すぐに解決策を示す（「先生に電話するわ」）のはやめよう。その代わりに、「どうやら問題が起きたようね。でもあなたなら大丈夫。どうすればいいと思う？」と尋ねてみてはどうか。

逆境は、それ自体は問題ではない。逆境や失敗は人生における事実であり、私たちはそこから学ぶ。ぜひとも自分の力で子どもサイズの問題を解決することで、子どもに能力を身につけさせてほしい。

多少の失敗や、困難に対して歯を食いしばるのは悪いことではない。だが、子どもがいじめに遭っている、学習障害や精神的な問題で苦しんでいる、セックス、ドラッグ、アルコールなど健康を脅かす行為に手を染めている――そんなときは親の出番だ。

また、子どもが愛し、信頼している大人が逆境の原因である場合は――辱め、暴言、からかい、無視、悪口、大声による威嚇、心理的および身体的ネグレクト、常軌を逸した感情の爆発、「強くする」「一人前の男にする」ための無理強いなどは躾けと混同しやすい――私たちが子どものストレスの原因となる。長期にわたる心を蝕むような批判や辱めは予測不能な小児期の逆境であり、大人になってから免疫機能障害や健康問題を抱えたり、心が満たされないなどの精神的な悩みに苦しんだりしかねない。

有害なストレスを与えても精神力を鍛えることはできない。むしろ体や脳を傷つけ、生涯にわたって健康が損なわれる。子どもは強くもたくましくもならず、逆に身体や精神を強くする体組成を壊してしまう。

3　4つの「S」を子どもに植えつける

ダン・シーゲルによると、子どもの心に深い愛情を育てるためは、基本の「S」を覚えておくと便利だ。すなわち子どもが「気にかけられている（seen）」「安全（safe）」「落ち着かせてくれる（soothed）」「守られている（secure）」と感じるように心がける。

「気にかけられている」――子どもがそう感じるのは、自分の本当の姿が親に深く、共感を持って理解されているときだ。子どもの行動の裏に隠された心理に気づき、理解を示し、あなたの目に映る生まれながらの長所をそのまま本人に伝えよう。親が本当の自分を見ている、考えや感情に耳をかたむけてくれていると感じるだけで、子どもの心により強く深い愛情が芽生え、そこから回復力が生まれる。

「安全」――子どもを怖がらせたり傷つけたりするような行動、態度、反応はやめよう。

「落ち着かせてくれる」――子どもが複雑な感情や不安に向きあうのを手助けする。子どもが恐ろしいこと、ストレスを感じることを経験したら、そばにいて抱きしめる。いつでも逃げこめる避難場所になろう。

「守られている」――安心して毎日を過ごせると感じさせ、情緒を安定させる。

4 子どもの目を見る

赤ん坊が親や養育者の目を見るのは安全を求める本能的な動作だ。それによって、自分が安全であることを知る。視線も逆境やトラウマの影響を和らげるのに大いに役立つ。

相手を落ち着かせ、心を穏やかにするための方法に、ノースカロライナ大学のスティーブン・W・ポージェス教授（精神医学）が「社交行動」と呼ぶものがあり、その一つが深い連帯意識を持って子どもの目を見つめることだ。これによって、脳、心臓、顔をつないで心拍、呼吸、顔の表情をつかさどる迷走神経という重要な神経回路が刺激される。子どもの迷走神経を活発化させると、心臓や肺を落ち着かせ、視床下部‐下垂体‐副腎系（ＨＰＡ軸）のストレス反応を抑える効果がある。

子どもがストレスに直面していたら、驚くほど簡単な方法で救いの手を差し伸べることができる。自分がやっていることを中断し、子どもに向きあってまっすぐ目を見つめ、愛情にあふれたやさしいまなざしで、なだめるように声をかけよう。「（いまやっている作業は）あとにするわ。いまはあなたのことが心配だから」あるいは「話を聞かせてちょうだい」と促しても構わない。

視線を合わせるというごく簡単な動作だけで、子どもは不安な状態から抜け出し、それと同時に、心配されていると感じて安心する。それが親の愛情に満ちた温かいまなざしの癒し効果だ。安心感が前頭前皮質に伝わると、私たちは他人と目を合わせようとする。目を見ることで相手とつながり、関わろうとするのだ。

いつもかならず子どもの目を見るようにすると、本当の姿が見えてくる。子どものよいところを見ていると伝えることができる。すると子どもは、言葉がなくても安心感と深い愛情を築くだろう。

5 自制心を失ったらすぐに謝る

ダン・シーゲル曰く、失敗は挽回する必要がある。ひと呼吸置いて心を落ち着かせ、息を吸って平静を取り戻したら、すぐに子どもに謝るのが一番だ。「ついかっとなってしまって。怖がらせてごめんなさい」あるいは「ヒステリーを起こして驚かせたわね。悪かったと反省しているわ」などと言おう。思いきって自分の非を認めることができれば、子どもの脳の恐怖感知センター――つねに警戒態勢の扁桃体――は警告灯を消して静まる。

記憶と逆境に関する最近の研究で、ただちに謝って事態を収拾させるほど、嫌な記憶や恐ろしい記憶は残らないことが確かめられた。

ひどく興奮して、子どもに何を言うかわからないような状態のときには、最低でも90秒数えよう。ダン・シーゲルによれば、「90秒たてば、感情は海岸の波のように押し寄せて引く」。ある気分の状態から抜け出すには、たった90秒しかかからない。怒りも例外ではない。そうした場面に直面したら、90秒数えてから――深呼吸を約15回――謝って子どもをなだめる。そうすれば平静を取り戻して、子どもが不安にならないように対処できるだろう。

謝って、自分の行為が理想の子育てには至らないことを認めても、子どもの親を見る目が厳しくなるわけではない。むしろ信頼感を得る。このことをきっかけに新しい会話を始めても構わない。「こんなことがあって、思わず我を忘れてしまった。ごめんなさい。全部私が悪かった。もっといい母親になりたいと思っている」といった具合に。

ジョージアを思い出してほしい。父親はとつぜん激怒しても謝ることはなく、そのせいで苦しんだ。メアリーの父親も、酔っ払って性差別的な態度を取っても「悪かった」とは一度も言わなかった。失敗はやむをえない。だが、親が恐怖を与え、そのうえ謝らなければ、子どもが受けるダメージは倍になる。

バーニー・シーゲルはこう言っている。「いちばん大事なのは『悪かった』と口に出して言うこと。どんな問題が起きていようと、子どもは悪くないと伝える必要がある」

6　子どもの感情をありのまま受け止める

たとえ適切な行動ではなかったとしても、一度ミスを認めたら、いつまでもこだわらないこと、とダン・シーゲルはアドバイスする。自分のことばかりにとらわれていると、子どものことが疎かになる。それよりも子どもの感情に目を向け、すべて受け入れよう。気づかないふりをしたり、都合よく解釈したりしてはいけない。たとえ自分に対して腹を立てていても、怒りを吐き出させる。「ちゃんと聞いてるから」「それは癪にさわるわね」「つらいでしょう」などと相づちを打つ。

子どもの怒りがおさまらないようであれば、批判したりはせずに、「もっと聞かせてくれる?」と促してみよう。あるいは、気持ちを聞いたあとに「私はこういうふうに理解したけれど……」「つまり、あなたは○○について□□と感じているのね」とオウム返しで答えても構わない。

なだめるからといって、制限を課すことができないわけではない。2つのメッセージを同時に伝えることはできる。子どもの感情を受け入れ、その一方で子どもの行動を制限する。すると子どもは、自分の話を聞いてもらっていると感じると同時に、自分の行動に責任を持つべきだと悟る。暗くなる前に家に帰る、怒っても物を投げてはいけない、親に向かって怒鳴ってはいけない、行き先はかならず知らせる……。

決められたルールを子どもが破って、思わず怒鳴ってしまったら、頭を冷やし、後悔していることを認めて謝り、子どもを抱きしめると同時に、どのような行動に対して怒ったのかをわからせよう。「驚かせて悪かったわ。でも、どうしても言わずにはいられなかった。わかっていると思うけど、門限はかならず守るのがわが家のルールよ。だからこういう結果になったの」というふうに言い聞かせる。謝ると同時に、親としての立場は堅持する。

7 幸せを増幅する

人類ははるか昔から不安に対する備えを欠かさない。私たちの祖先は、動物や敵などに襲われることを警戒し、つねに用心を怠らなかった。その心配性の遺伝的傾向が私たちに受け継がれた。心配することは生き延びるための手段なのだ。

だが、子どもたちのためにも自分自身のためにも、私たちはストレスの多い時間や人間関係、逆境を感動や喜びで打ち消す必要がある。子どもが前向きな経験をして、そこから多くを学べるように手助けしなければならない。

たとえば、公園で傷つくような名前で呼ばれたと子どもが訴えてきたら、なだめてから、「よくがんばったわね。さぞ嫌な思いをしたでしょう。でも、こうやってお母さんに話してくれた。それでいいのよ」というふうに言ってあげよう。

あるいは、息子を幼稚園に迎えに行ったら「寂しかった」と泣きじゃくっていたとする。そのときは、なだめてから「でも、いまはこうして一緒にいられるでしょう?」とやさしく言う。つねに注意を払い、日常の何気ないひとコマに幸せを見つけよう。

神経心理学者のリック・ハンソン博士によると、「人間の脳は何でも否定的に受け止める傾向があるため、毎日の生活で意義のある経験を見分け、それを感謝、共感、回復力、自尊心といった内面の力に変えていくことが大事だ。ポジティブな経験に意識を向けつづけるうちに、それが脳の中で符号化される」

記憶の神経の仕組みをうまく利用すれば、ネガティブな情報を消して「自信がつき、気分がよくなり、動揺やトラウマ体験からも徐々に回復する」とハンソンは言う。

医師で心理学者のジョン・ゴットマンは、どのような関係においても、1回の失言を挽回するには5つの肯定的な言葉が必要だと主張している。それは、嫌な出来事のほうが楽しい出来事よりもはるかに記憶に残りやすいからだ。

ハンソンが言うように、「脳というのは、ネガティブな経験にとってはマジックテープで、ポジティブな経験にとってはテフロンである」。そのため、意識的に「好ましい出来事を経験する必要がある。子どもをそういう方向へと導けば、その積み重ねで少しずつ世界観が明るくなる」。まずは子どもにさまざまな経験をする機会を与え、新しいポジティブな神経構造が形成される環境を整えよう。そうすれば子どもの脳は物ごとを広い視野でとらえるようになる。その結果、より立ち直りが早く、自信がつき、幸せになることができるだろう。

ハンソンは「プラスの事実を探し、それをプラスの経験にする」ことを勧めている。「庭のゴシキヒワやキツツキ、池の魚、跳びはねるウサギ、美しい夕陽――そうしたものに足を止めて、子どもと一緒にゆっくり眺めながら、その瞬間の美しさ、色、聞こえる音、心地よさを語りあう」。あるいは「おいしいチョコレートを食べているとき、ラジオから大好きな歌が流れてきたときのうれしい気持ち」でも構わない。

「10秒、20秒、あるいは30秒のあいだ、その瞬間を味わって脳に刻みこむ」とハンソン。「意識する時間が長いほど感情が刺激され、ニューロンが発火して結合し、記憶痕跡が強くなる」。

子どもが寝る前の時間も利用できる。その日にあったうれしいこと、楽しいことを思い出す。うきうきするような出来事を心にしまってごらんと言う。胸に温かい光が広がるように。ハンソンの言葉を借りれば、「宝石が心の宝箱の中に入っていくところを思い描く」。

専門家は、子どもにもポジティブ感情を増幅させるよう勧めている。難しい宿題を努力してやっていれば、「がんばっているね」と声をかける。車いすに乗った人のためにドアを押さえていれば「とても気が利くね」。うんざりする用事を片づけたら「本当に責任感が強いね」。評価するよりも(「賢い」「上手だ」)、子どもが見せている長所を具体的に挙げて強調し(創造力、思いやり、努力、根気、勇気、愛)、親がそれに気づいていることを知らせよう。

それと同時に、自分が気づいた幸せを心に留める。食料品店で親切にされたこと、子どもの髪のいいにおい、仕事で何かをやり遂げたこと、皿洗いを終えたこと、疲れているときに癇癪を起さなかったこと、他人に対する思いやり……それがよい親でいることのコツだ。

8 止まる、見る、進む

修道僧で諸宗教の研究者であるデビッド・スタインドル・ラストは、幸せを感じて感謝するためのきわめてシンプルな方法を説いている。子どものころ、誰もが道を渡るときに教わったくらい簡単なことだ。「〝止まる、見る、進む〟——必要なのはそれだけだ」とスタインドル・ラスト。「だが、私たちはどれだけ止まっているか? 皆、人生を駆け抜けていく。立ち止まらない。止まらないから機会を逃してしまう」。つまり「人生に〝一時停止〟の標識を立てる必要がある」のだ。

どんな場所にいても、次にやろうとしていることに取りかかる前に足を止めて周囲を見まわし、目に留まった美しさを感じたり、鳥の鳴き声に耳を澄ましたり、空を流れる雲を眺めたり、腕に抱いている人のぬくもりを感じたりすれば、それだけ感謝の気持ちがこみあげる。感謝をすると、より深い幸福感や喜びを感じる――炎症性ストレスの究極の治療薬だ。

子どもも自分自身も、積極的に「止まって、見て」世の中の美しさを感じ、他人の思いやりに気づき、自分の長所を見つけ、次に「進む」前にその幸せで心を満たすようにすれば、小児期の予測不能な慢性有害ストレスの影響を抑えることができるだろう。

9 厄介な感情に名前をつける

カリフォルニア大学ロサンゼルス校のマシュー・リーバーマン教授（心理学）は、感情に名前をつけると、反応を抑える脳の領域が活性化されることを発見した。子どもが心の中で起きていることを言葉にするのを手伝ってやれば――「いまは怒っていて、恐れている」などというように――脳の警報センターの反応は大幅に低下する。この感情を名づける脳の領域を鍛えるほど、ストレスの多い出来事が起きてもストレスの程度が下がる。

ダン・シーゲル流に言えば「手なづけるために名づける」

子どもがうまく言葉にできなければ、「怒っているの？　悲しいの？　それとも怖いの？」と選択肢を示してやる。この質問を紙に書いて、当てはまるものに○をつけさせてもいい。あるいは、子どもが感じていることを当ててみる方法もある。「さっきの出来事は本当に恐ろしかったわね。いまも怖い？」と尋ねて会話を始めよう。子どもが強烈な感情に圧倒される前に、言葉で表せるようにすることが大切だ。

問題は不安、恐怖、怒りなどの感情そのものではなく、そうした感情が押し寄せてきたときにどう反応するかということだと、子どもに理解させてほしい。厄介な感情を名づけることができれば、感情を爆発させたり、打ちのめされたり、途方に暮れたりすることもなくなる。

10 20秒のハグの驚くべきパワー

子どもが安心して親と関わり、コミュニケーションを取り、心を触れあわせていれば、向こうから距離を縮め、精神的な苦痛をコントロールするために親に助けを求める。そうやって愛着が生まれる。この過程をさらに深めるには、20秒間、体をしっかりと抱きしめるという方法がある。一見、簡単そうだが、実際には私たちの動きはせわしなく、ハグも短く手っ取り早くすませてしまいがちだ。

たっぷり20秒間、子どもを抱きしめていると、その感触やぬくもりのおかげで「愛情ホルモン」オキシトシンが分泌される。オキシトシンには扁桃体を鎮める作用があり、最近の研究では、脳の機能に重要で落ち着きを促すγ-アミノ酪酸（GABA）を増やすことが明らかになっている。

11 「起きていること」を隠さずに話す

小児期の逆境がこれほど悪影響を及ぼすのは、単に現実の出来事だというだけでなく、表沙汰にならないことが多いからだ。子どもは秘密＝悪いことだととらえる。自分が経験している逆境が秘密にされて、誰もそのことに触れなければ、何かがおかしい。だが、その状況がおかしいと思う前に、子どもは自分自身が悪くて、ばかで、間違っているにちがいないと解釈する。自分に何かが足りないせいで、こんな状況になったのだと責任を感じる。

状況を認めて会話をオープンにする。安心できる環境を作り、協力的な態度を取れば、それが子どもにとってきわめて重要となる。

ローラは、いつも親しくしていた母親の妹のおかげで、母親の残酷な仕打ちのことを心に隠していたのは自分だけではないと気づいた。「いま思うと、叔母は命の恩人です」とローラは語る。「私が14歳だったある日、叔母が来て、ベッドに座ってこう言ったんです。『あなたじゃないわ、いい？　姉さんの問題なの――これはあなたのせいじゃないということをわかってほしい』と。たいしたことではないように聞こえるかもしれませんが、それまでずっと母の非難の言葉を一身に浴びつづけていたせいで、私は自分が悪いにちがいないと思いこんでいた。でなければ、どうして母はいつも私を責めていたの？　よそのお母さんが子どもにそんなふうに話しているのは聞いたことがなかった。あの叔母さんとのたった10秒の会話で、私はかすかな希望を抱いた。ひょっとしたら私のせいではなかったのかもしれない。私はそんなにひどい子ども、ちっともかわいげのない子どもなどではなかった。それ以来、おかしいのは母のほうだったのかもしれないと、次第に思うようになりました。ときどき考えるんです。もしあのとき叔母がベッドに座って、あの言葉をかけてくれなかったら、はたして10代を無事に乗り切れただろうか。いまの私があるだろうかって」

子どもに真実を打ち明ければ、「私の何が悪いんだろう?」とひとりぼっちで悩み、自分には生まれつき欠陥があって、こんな目に遭っても仕方がないと思っていた子どもは、もっと健全な疑問を抱くようになる。「あの人はどうして私にこんなことをしているんだろう?」。「この状況の何がいけないんだろう?」

真実を聞いた子どもは、悪いのは自分ではないと知って大きく前に進む。自分は価値のない存在でも愛されない人間でもないとわかれば、立ち直る可能性が高い。

シンディの長男は16歳になった。「つらいことも隠したりしません」と語るシンディは、「昔のこと、子どものころの出来事を思い出して感情がこみあげてきたら」、そのことを息子に話せるようになった。「その感情がそこにあることを認め、自分が向きあっていることを息子に知らせてから前に進みます」。子どものころ、シンディはかの「ピンクの象」がつねに部屋にいるような気がしてならなかった。あまりに多くのことが見て見ぬふりをされていると感じていた。父親の態度は明らかに乱暴だったにもかかわらず、誰ひとり「それはおかしい、おまえは何をしているんだ? 子どもたちは大丈夫か?」と問いただす者はいなかった。

いまでは苦しくなると、「過去が現在の私に、あるいは私の子育てに大きな影響を与えていると感じるときには、子どもたちに親からの一番大きなプレゼントを渡します——知らせるんです。『お母さんはいまはこういう状態なのよ』と言って、何でも包み隠さずに話しはじめる。私が子どもたちのためにできる最大のことは、自分の経験を伝えて、直面した困難を挙げて、そこから得た教訓を示すことだと思っています。とても完璧な親とは言えません。過去の不安にとらわれることもある。でも、それを子どもに知らせれば、自分たちのせいではない、私の問題なんだとわかる。何も難しいことはありません」

12 世代間のトラウマ物語を見直す

自分の逆境が前の世代から受け継がれたものだとわかれば、両親、祖父母、自分自身、そして子どもたちまでを含む壮大な物語を語ることができる。

ケンダルは父親に同情していた。幼いころに母に自殺され、家族がその事実を隠そうとしたことでどんなに傷ついたかが理解できたからだ。「アルコール依存症になったのは、それが大きな原因だったにちがいありません」。また、「私がどんなに母に虐待されても、父が一度も味方をしてくれなかった理由もわかるような気がします。自分の母親の不完全さが、父にとっては死や喪失感と同義語だったことを考えると、妻は完全で無敵の存在だと信じる必要があったんです」。ケンダルは母親にも同情するようになった。「いま考えると、うつ病とアルコール依存症の父と暮らすのは楽ではなかったはずです。そのせいで神経症的な対処法を覚えてしまった。動揺したり落ち着かなくなったりすると、何も問題はないと自分を納得させるんです。父は大丈夫だと思いこんだ。私のことも大丈夫だと。もともと母は、育った環境のせいで防衛機制【**訳注**　自己を守るために無意識に起こる精神的メカニズム】が身についていたんです」

こうした事情が過去を変えるわけではないと知りつつも、ケンダルは言う。「それでも、きっかけが私ではなかったということは理解できました。おかげで、この世代間にわたった有害な遺産がようやく終わると確信しました」

ジョージアも同じだ。「私の家族の何世代にもわたるパターンを見て悟りました。個人的な問題でも、私が悪いわけでもなかったと。祖母は赤ん坊のときに捨てられた。そのせいでとても傷ついていた。だから私の母を虐待した。母は深く傷ついて、自分の母親と同じ道をたどった。父方にも同じパターンが当てはまります。そのパターンは私が生まれる前から始まっていたんです」

ジョンは「父が育った家庭環境は僕よりもずっと複雑だった」という認識を持って父親と心を通わせるほうが楽だと気づいた。「父の母親は18歳でシングルマザーとなり、父は自分の父親の顔も知らない。そばにいてくれる人が誰もいなかったんです。そのせいで心の知能指数が低いままだった」

逆境やトラウマがどのように次世代に受け継がれるのかを理解すれば、自分の過去を下敷きにせずに、子どもの人生の脚本を新たに書き直すことができる。家族の複雑な歴史をひもとくことで、自分の経験がすでに生まれる前からほかの誰かに生み出されたものだと気づく。心の足かせを外し、自分の抱えた両親の傷の残りを子どもの未来に持ち越すのはやめよう。

13 子どもには信頼できる大人か相談相手が必要

ハーバード大学児童発達研究所所長のジャック・ションコフによると、有害なストレスを防いだり軽減したりする一番の方法は「大人が寄り添って手を差し伸べ、子どもに安心感を与え、守られていると感じさせ、何よりもストレスに対処する能力を育ててやることだ」。多くの場合、子どもが苦境に陥るのは、ストレスを和らげて自分を守ってくれるものがないと感じているからだ。「信頼できる大人がつねにそばで見守っていないために、逆境を乗り越え、対処方法を学ぶ機会がない」。

脅威を感じ、ストレス反応に苦しんでいる子どもに最も必要なのは、頼りにできる人がいるという安心感だ。ひと口に逆境と言っても、状況によってさまざまである。そして、その状況は子どもに救いの手を差し伸べる大人がいるかどうかで大きく変わる。

ダン・シーゲルによると、信頼できる大人との関係は小児期の回復力の形成に重要な役割を果たす。とりわけ不安定な思春期には、家族以外に頼れる大人の存在がカギとなる。シーゲルは指摘する。「人間は大昔からコミュニティーで暮らし、若者は独立を試みる一方で年長者と幅広い有益な関係を保ってきた」。そうした世代間のつながりは「現代社会では希薄になっている。実際には消滅したと言っても過言ではない。だが、子どもには教師、相談相手、コーチなど、親以外の人間がそばにいることが必要だ」

子どもがまだ小さいうちは、安心して何でも話せる大人は、自分がひとりではないと実感できる「避難場所」となる。健全なアドバイス、慰め、自信を与えられるだけで状況は大きく変わるだろう。

危険にさらされた若者や貧困層を支援する団体では、思春期の若者の成長を促すのに必要な40の「発達資産」を指標としているが、そのなかには「親以外の大人との関係」が含まれており、3人以上の親ではない大人から支援を受けていることが望ましいとされている。こうした関係は養育者に対する愛着の形成に取って代わるものではない。日常生活で家族以外の信頼できる大人が身近にいれば、子どもは自分を信じ、自分には長所があると信じられるようになる。

バーニー・シーゲルは、小児期に何度も逆境を経験し、自殺未遂を繰りかえしてきた少女のエピソードを紹介している。ある日、その少女がシーゲルのもとを訪れて、「あなたは私のCDよ」と言った。どういう意味かと尋ねると、「『私にとってはあなたが選ばれた父親（Chosen Dad）』」と答えた。苦しんでいる若者に、私たちと一緒にいれば安全だ、私たちはあなたを愛していると伝えることは、これほど大きな効果がある」

本書の取材でインタビューを行った際に、多くの人が、自分の人生には相談相手として安全な環境を与えてくれた人物がいたと答えた――いわば精神的な支援者だ。そのおかげで困難を乗り越え、自分の経験をより深い理解と成長の糧とすることができたのだ。

メアリーの場合も、常軌を逸した家庭生活のなか、友人のアンドレアの母親がつねに予備のベッドを用意してくれ、パンの焼き方を教えてくれた。「アンドレアのお母さんは、私の父が酒浸りで、家族に乱暴を働くことを知っていました。父が大声で怒鳴り散らすことも、あんなひどい写真が壁じゅうに貼られていたことも知っていた。それでも私を愛してくれた」とメアリーは振りかえる。「アンドレアは私の家に来ることを禁じられていました。その代わり、私はいつでも彼女の家に迎え入れてもらった。何時でも、何曜日でも」

シンディも同じように語る。「近所の人にとても親切にしてもらいました。私の家庭が崩壊しているのに気づいていて、〝門戸開放政策〟を取るからいつでもおいでと言ってくれたんです。何年間も、毎日入り浸っていました。一緒に旅行にも行ったんですよ。いま考えると、私が子ども時代をどうにか乗り切ったのは、その家族、とくにお母さんのおかげです。彼女はけっして私を拒んだりしなかった」

ケンダルは自分のつらい時期を間近で見ていた年上の女性の存在を挙げる。その友人にセラピーを受けることを勧められ、過去を理解する手助けをしてもらった。

叔母や祖父母など、身内に特別な人がいたケースもある。ジョンの場合は母方の祖母だった。「とにかく人生に大きな影響を受けました」とジョン。「どんなときも僕を無条件に愛してくれていると感じた。父とは正反対です。ことあるごとに『おまえのことが大好きだよ』と言ってくれた。僕も心の底から祖母を愛していました。一緒に犬の散歩に行って、月が出ていると、僕の手を握って『お月さま、こんばんは』と月に語りかけるんです。祖母の目を通して、僕は世の中の美しいものを見ることができた。自分は祖母に救われたと思っています。いまでも、ゴミを捨てに出て空に月が見えると祖母を思い出します。子どものころに祖母の愛情にしっかり包まれていたことを」

カットも祖母――ジーマ（G-Ma）の愛情と、高校時代に祖母の家で過ごした数年間に人生を救われたと感じている。「2人だけの生活でした」とカットは振りかえる。「祖母は私に腹を立てたことは一度もなかった――私がどんなに無愛想だろうと、黙りこもうと、反抗的な態度を取ろうと。私が行く場所にはどこへでも車で送ってくれた。毎日お弁当を作って、袋に黒いマジックで大きく私の名前を書いてくれた。私が病気になったら用事を全部キャンセルして、家で看病もしてくれた。お手製のチキンスープを作ってくれた。そのうちに祖母を〝ジーマ〟と呼ぶようになったんです。あの祖母との関係が、深い愛情が私の人生を大きく変えました――もっとも当時はわかっていませんでしたが」。教師の仕事を始めたときに、ジーマがカードを送ってくれたことを覚えている。そこには〝カット、あなたのママは本当に誇らしく思っているに違いないわ〟と書かれ、その下には3重線が引かれていた。「私が母を恋しがっていると誰かが気づいてくれたのは、本当に久しぶりだった。生まれてはじめて、自分のやったことを誇りに思うと言われたような気がしました」

その後まもなく、カットの祖母はこの世を去った。

「祖母と暮らした短い期間がなかったら、あのとき祖母がそばにいて愛してくれなかったら、私にも立ち直る資格があるかもしれないと心の片隅で感じることはなかったと思います」

14 マインドフルネスを学校に応用

学校に通うあいだ、子どもは起きている時間の半分近くを学校で過ごしている。学校は競争や成果のプレッシャーが重くのしかかるストレスの多い環境だ。

アメリカの少年少女が学校生活で感じるストレス度の平均値は、自己評価で10段階中６だった。その値は夏休み中には大幅に下がる。したがって、このギャンブルのような成績重視の教育制度で若者の一日を潰してしまっていいのかどうか、あらためて考えるべきなのではないか。何しろ日々の勉強、小テスト、試験、ＡＰテスト【**訳注**　高校で大学レベルの内容を学習し、試験結果がよければ大学で単位が認められる】、大学進学適性試験（ＳＡＴ）、大学入学能力テスト（ＡＣＴ）など、アメリカの生徒は息をつく暇もないのだから。

２０１４年、ワシントンＤＣでマインドフルネス教育会議が開催され、数百名の教育関係者が集まって、マインドフルネスとコンパッション（思いやり）を学校教育に採り入れる方法について話しあった。会議の主催者の1人、ジャック・コーンフィールドは、教師や教育者が「生徒の両親が離婚の危機に瀕しているときに、なぜ学校に来て、静かに席についてエッセーの書き方を学ばなければならないのか」ということを理解しはじめていると気づいた。

私たちは子どもの家庭と学校でのストレスレベルに目を向け、対処法を教えるか、ストレスを減らしてやる必要がある。

最近では、マインドフルネスや瞑想を学んだ高校生はメンタルヘルスも成績も向上し、ストレスが減ったという研究結果が報告されている。ある研究では、10分間のマインドフルネス瞑想のレッスンを受けた生徒は大事な数学の試験でのストレスが減り、点数も平均より5点高かったことが判明した。瞑想の練習をした生徒は集中力を要する標準テストで好成績を収め、40分のクラスを4回受けて、CDを使った練習を1日に8分以上行っている少年は日常生活に満足していた。

別の研究でも、マインドフルネスのコースを受講した少年少女はうつ病の傾向もストレスレベルも低いことが証明されている。そして、マインドフルネスを練習すればするほどストレスを感じなくなり、実験の3カ月後も毎日の生活に満足していた。ジョンズ・ホプキンズ大学ブルームバーグ公衆衛生学部教授のクリスティーナ・ベサルは、ACEスコアが「2」以上で、困難に面した際に落ち着いているなど回復力を部分的に習得した子どもは、同じくスコアが「2」以上で回復力を習得していない子どもにくらべて、授業の出席率が1・5倍だということを発見した。

一方で学校側も、生徒が家庭や地域社会、あるいは学校でトラウマを負っていないかどうかに注意を払うようになってきた。ワシントン州のある学校では、家庭で逆境に直面している生徒をサポートするためにトラウマ・インフォームド・ケアが導入された。目標は、教育方針を「非難、恥、罰のアプローチ」から生徒の――そして教師の――ケアを行うものへと変更し、学習環境を整えることだ。その結果、幼稚園から小学校5年までの生徒275名について調べたところ、停学が89パーセント減り、退学処分となる生徒数も減った。ニュースサイト〈ACEsTooHigh.com〉と、メンバーがACE研究に基づいた理論を実践しているソーシャルネットワーク〈ACEsConnection.com〉の開設者で編集者のジェーン・スティーブンズによると、「トラウマ対策を行っているのはよい学校と言えます」。何百もの学校がこのトラウマに基づいたアプローチを採用しているが、スティーブンズは「この動きを広めるには全国レベルまで押しあげる必要がある」と述べている。

すなわち、教師の意識も改革しなければならないということだ。小児科医でテンプル大学教授のロバート・ウィテカー(小児科および公衆衛生)は、マインドフルネスがACEの身体的および精神的影響を抑える効果に注目してきた。ヘッドスタート・プログラムで200名以上の教師やスタッフと仕事をしたウィテカーは、その多くが小児期に逆境を経験していたが、そのうちマインドフルネスを実践した人はACEスコアに関係なく心身の状態が改善していることを発見した。

生徒が問題行動などを起こした際でも、教師が冷静で注意を払っていれば、生徒にとって安全な環境を築くことができる。ウィテカーは言う。「苦しみの視点から人生の意味を理解できる大人の存在や、そうした大人とのつながりによって、子どもは立ち直るのが早くなる」。大切なのは「子どもが安心して接することができる相手から思いやりのある反応を得ること」だ。

もうひとつ、「才能のある教師のストレスを減らすことも重要です」とスティーブンズは付け加える。

親、養育者、教育者の立場から、私たちはPTAや学校に対して、子どもたちのためにマインドフルネス・プログラムを導入し、包括的な教育の一環としてストレスの対処法を学べるように要望を出すこともできる。

終わりに

小児期の逆境は私たちを傷つけるが、成長を促す最も大きな刺激となることもある。逆境のトラウマをその後の成長への旅に変えるには、とてつもなく大きな勇気と内面の力が必要だ。だが、新たな自分に生まれ変われば、回復への希望の扉が開く。

大事なのは、ACE研究の複雑さを受け入れつつ、自分には幸せで満たされた人生を送るチャンスは一生訪れないだろうと悲観しないことだ。

『真昼の悪魔――うつの解剖学』（原書房）、『ファー・フロム・ザ・ツリー（Far from the Tree : Parents, Children, and the Search for Identity）』などの著作で知られるノンフィクション作家のアンドリュー・ソロモンは、「人と違う」せいで――のちにその違いがゲイであることに関連していると気づく――子どものころにいじめられた体験を語っている。「そうした小児期の体験は、きわめて強力で決定的になりうる。それを通して自分自身のイメージ、自分の強み、弱点、世間のしがらみのイメージをふくらませるだろう」

だが、とソロモンは続ける。「そのためにはトラウマを受け入れて、それを成長した自分の一部とする必要がある——人生で最悪の出来事に勝利の物語を織り交ぜ、苦しい出来事に対して自分の長所を示すことによって。「われわれは無意味な苦痛には耐えられない」とソロモン。「しかし、目的があると信じていればどんな苦しみにも耐え抜くことができる」。実際、「われわれを意味探しに駆り立てるのは不運なのだ」

それと同時に、つらい時期を乗り越えた経験によって、私たちは他人により深く共感できるようになり、それまで以上に親密さを求め、人生のすばらしい瞬間を慈しみ、周囲の人々や社会とのつながりを何よりも大事にする。これは苦しむことを知ったからこそ得た恩恵なのだ。

人生の終盤を迎える65歳から84歳までのあいだに、小児期に一度も逆境を経験していない人は逆境を経験している人よりも炎症ホルモンの値が高くなるというデータがある。みずからの経験の意味を探し求め、過去を複雑なアイデンティティに取りこみ、いまの自分をつくりあげていることを認められれば、私たちはより深く自分を受け入れるようになるのだろう。

過去に逆境に遭遇した人は「喜びを味わう能力が高い」と研究者たちは指摘する。「人生のささやかな楽しみを見つける力を磨くことで、最もつらい経験が結果的に幸運をもたらすと考えられる」

最終的には、小児期の逆境から立ち直る過程を受け入れた結果、人生の早い時期に苦しんでいなければ、なっていたかもしれない自分だけでなく、それ以上のものが手に入る。苦労して身につけた生きるための知恵——それは人生のあらゆる場面で役に立つにちがいない。

医療の未来

以前から言われているが、児童虐待やネグレクトがなくなれば、60年後には『精神疾患の分類と診断の手引』はパンフレットほどの薄さになり、刑務所はがらがらになっているだろう。50年間医療の現場に携わってきたバーニー・シーゲルは、「公衆衛生の一番の問題は小児期にあると確信した」と言いきる。

生物学における万物の理論――逆境的小児期体験は身体的、神経学的、精神的に人間をつくりあげる――が「医療行為の行い方」を変えるのには気が遠くなるほどの時間がかかっている、とヴィンセント・フェリッティは警告する。「内科医も医学部も、この新たな認識によって増える責任を負うことにほとんど関心を示していない」

こうした現状には驚きを禁じえない。というのも、フェリッティに言わせれば、内科医は「慢性で難治性の病気、痛み、苦痛の根本的な原因を突き止めるために」あらゆる情報を集める必要があるからだ。ACE研究を理解すれば、これまで医療がほとんど役に立たなかった分野に新たな道が開ける――長いあいだ慢性の病気に苦しみ、なかばあきらめている患者を助けることができるのだ。

フェリッティは言う。「医師にとって、診断を下すための情報源は患者の病歴、診察、臨床検査の3つしかない。患者は圧倒的に臨床検査の結果で診断が出ると思いこんでいるが、経験豊富な医師なら75〜80パーセントは患者の病歴で診断を下す」。さらに、「これまでの8年間で44万人の成人患者に対して行ってきたトラウマ関連の質問は、事前に診察方針を立てるうえで役立っている」。

そして、フェリッティは断言する。「とくに慢性疾患の場合は、患者の現在の症状に対処するほうが、その問題の根源を突き止めるよりも簡単であることは間違いない。だが、医師が患者の体や症状だけでなく、人生にまで目を向ければ、回復の新たな可能性が見出せる」

実際、小児期の経験と成人後の健康問題との関連を指摘し、話し合いをするだけで、患者の健康状態が向上することを示すデータがある。フェリッティが12万5000人の患者を対象に行った最近の研究では、診察の一環としてACE質問紙による調査を受け、ACEスコアについて医師と話しあった患者は、翌年の通常診察回数が35パーセント、夜間急患診察回数が11パーセント減ったことが明らかになった。とくに治療が難しい慢性疾患の患者にその傾向が目立った。

ところが、医療費の増加とともに、医師が診察室で患者と1対1で向きあう時間は減る一方だ。ほとんどの医師は15分刻みで診察スケジュールを組んでいる。だが、尋ね、耳をかたむけ、受け入れることによって、医師は「患者に大きな安心感を与えることができる」とフェリッティは言う。父親がアルコール依存症だった／性的虐待を受けていた／母親が双極性障害を患っていた／兄弟が自殺した／子どものころにいじめられていた……そうした質問紙の回答を見て、医師が診察中に「その後の人生にどう影響したのか話していただけますか?」と問うのが理想的だ。

その問いかけが「診察室でパンドラの箱を開ける」ことになりかねないと不安に思う医師は多いが、フェリッティによれば、患者が動揺したのはわずか数分間だったという。むしろその数分間で、医師たちは「治療に大きな効果をもたらす」詳細な情報を得て、健康な人生へと導くことができた。

小児期の逆境との関連を見抜くのに時間はかからない。問診票と一緒に簡単なACE質問紙に記入してもらい、診察時に子ども時代のことについて尋ねるだけだ。ただし、身体的および精神的な苦痛の原因を探すことを念頭に病歴記録を読まなければならない。場合によっては、患者と向きあって座り――調査によれば、現状では診療時間の9パーセントにとどまっている――手を握ったり、肩に手を置いたりして慰めることも必要かもしれない。だが、それによって従来の医療を超えた回復への道筋を示せるはずだ。

ACE研究の結果が発表されたおかげで、今後、医師は患者のそれまでの体験を総合的に見て、はるか昔のストレス要因が健康を害する時限爆弾となっている可能性を見抜けるようになるかもしれない。ACEを疾患のおもな要因の一つとする症例が増えれば、回復に要する時間も大幅に短縮されるだろう。

逆に、ACEを考慮しないほうがはるかに損失が大きい。健康や充実した生活が失われるだけでなく、そのぶん医療費もかかる。アメリカ疾病予防管理センターによると、アメリカ国内の児童虐待による社会的コストは年間1240億ドルにのぼる。虐待被害者の生涯の医療費は1人当たり21万12ドルで、脳卒中（15万9846ドル）や糖尿病2型（18万1000～25万3000ドル）など、治療費のかかる疾患に匹敵する。

さらに変革を妨げているのは、身体疾患と精神疾患の成人向けの薬が依然として異なる分類に属していることだ。「医療行為の行い方」にACE研究を利用するには、従来の医療における「身体」と「精神」「心理」のあいだの壁を撤廃することが必要となる。といっても、一筋縄ではいかないだろう。内科医は手で触れられるもの、目に見えるもの、顕微鏡やスキャンで検査できるものだけを扱うように訓練を受けてきたからだ。

だが、現在では小児期の体験が脳の遺伝子に変化を及ぼすという科学的根拠があるため、もはや境界線を引くことはできない。小児期の逆境が心身の健康を損ない、学習障害、心疾患、自己免疫疾患、うつ病、肥満、自殺、薬物乱用、対人関係の破綻、暴力、不十分な子育て、早死にのリスクを大幅に高めることは、数えきれないほどの研究で証明されている。

2013年にマッカーサー・フェローを受賞した医師のジェフリー・ブレナーは述べる。「ACEスコアはバイタルサインにするべきだ。重要なデータという意味では身長、体重、血圧と変わらない。ひと昔前までは、医師は患者に対して喫煙、安全ではない性行為、肥満について尋ねたり言及したりするのをためらっていた。小児期のトラウマについて話しあうタブーや戸惑いも同じように取り除かなければならない」

小児医療の最先端領域

一方で希望も手の届くところにある。小児医療や児童教育の分野では変化が起きている。ハーバード大学児童発達研究所のジャック・ションコフ所長は、小児期の有害ストレスに関する新たな研究によって、超専門医【**訳注** subspecialist。小児内科、児童精神科など細分化された専門分野を担当する医師】がデータや治療方針を共有するようになると考えている。「これは科学です」。最近出演したラジオ番組のインタビューで、ションコフは強調した。「それと同時に健康問題でもあり、教育問題でもある。そして小児科学でもあり、老年学でもあるのです」。ションコフは科学的根拠を挙げ、こう語った。「いまでは、科学的な義務と道徳的責任から『見て見ぬふりをするわけにはいかない』と言う必要がある。この問題には早急に対応しなければなりません。公衆衛生上の危険はほかにいくらでもあるのだから」

2014年6月、米国小児科学会（AAP）は小児期の有害ストレスの長期にわたる危険に関するシンポジウムを開催し、小児科医、政策立案者、連邦機関に対して国民の理解を深めるよう提言した。その方針の一環として、AAPはこのほど「ヘルシー・レジリエント・チルドレン・センター」を設置した。おもな目的は、発達段階の脳の保護に関して小児科医や他の医師の教育を促進し、小児科医が家庭のストレス環境を見極めるための手段を提供し、両親を適切な機関に紹介することだ。

センター長を務めるAAP元会長のロバート・W・ブロックはきっぱりと言う。「現在の小児医療は、有害で持続的なストレスを抱えて育つ子どもに重大な影響が及ぶ事実を認識している」だが、逆境やトラウマに直面した子どもの生活に介入することについては、論争が始まったばかりだ。ロビン・カー・モースによれば、「幼少期に関して、われわれはただ手をこまねいている。ポスト工業社会の先進国では、アメリカだけが国連の児童の権利に関する条約を批准していない。わが国の児童虐待やネグレクトの発生率は、じつに恥ずべきものだ」。そして、さらなる問題も指摘している。「この国の育児政策は依然としてひどい。まったく需要に追いついていない。われわれはおおぜいの子どもを置き去りにしている」

これまでのところ、小児医療、社会福祉、少年司法制度、K－12の義務教育期間の分野で、少しずつだが変化が起きている。その目的は、潜在的に危険にさらされた生徒を救うことだ。貧困や暴力の環境での生活は、学習能力を鈍らせ、生涯にわたって心身の健康を害するストレスがたまりやすい。このことは学校のあり方と生徒のトラウマ対策について考え直すきっかけとなるだろう。

ACE研究では、兵役制度と対象者に関して新たな質問を追加することも課題の一つだ。軍隊では、長期のPTSDを発症しやすい兵士を選別したり、戦地から戻った兵士に対してトラウマを軽減したりする手段として、すでにACE質問紙が利用されている。また、ACE研究は薬物依存症を自己治療（逆境で生じた苦痛を和らげるための無意味な試み）と見なし、そうした患者の理解と治療にも一石を投じている。

一部の都市、郡、州では、医療、ビジネス、児童福祉、学校などのさまざまな部門から専門家が集まり、トラウマに理解を示し、回復を支援するコミュニティーを築こうとしている。ワシントン、アイオワ、メイン、バーモントをはじめ、すでに30近い州がACEデータの収集を開始し、児童虐待、家庭内暴力、物質乱用などの子どもや家族の問題に関する公衆衛生プログラムの充実を目指している。

「組織やシステムを変えるためにコミュニティーどうしが協力しあっています。〝非難、恥、罰〟のルールの代わりに〝理解と育成〟の解決法やアプローチを実践するのが目標です」と語るのは、ソーシャルネットワーク〈ACEsConnection.com〉とニュースサイト〈ACEsTooHigh.com〉の開設者であるジェーン・スティーブンズだ。「多くは経済的な動機です。実現すれば、医療費や社会事業費を何億ドルも削減できますから。けれども、住民がいまよりも健康で幸せとなり、地域社会が暮らしやすい場所となることも夢ではありません」

現実には、そのあいだにも多くの人が傷ついている。

大人となった自分の顔を鏡に映し、その目にかつて子どもだった自分を探してみてほしい。過去を振りかえろう。同時に、本来の自分を取り戻すためのさまざまな手段や方法についてもう一度考える――前に進むために、もっと元気に、賢く、強くなる。そして、かつて子どもだった自分に、きっと回復への旅に連れていくと約束しよう。

■逆境的小児期体験（ACE）について語りあおう

ACEについて話しあい、理解しあい、回復のための方法や希望を分かちあうために、あなたもフォーラムに参加しませんか。次の3つがあります。

・フェイスブック　http://www.facebook.com/donnajacksonnakazawaauthor
・ブログ「CHILDHOOD INTERRUPTED」　www.donnajacksonnakazawa.com
・〈AcesConnection.com〉のグループフォーラム「CHILDHOOD INTERRUPTED」http://www.acesconnection.com/g/childhood-disrupted

一人でも多くの方の参加をお待ちしています。一緒に回復を目指してがんばりましょう――充実した人生を送るために。

謝　辞

人生を幸せに満ちたものにする方法の一つは、よい出来事に感謝すること。ここで本書の完成に協力してくださったおおぜいの方々に感謝の意を示すことができて、心からうれしく思う。

取材に当たっては多くの学者、科学者、研究者の寛大な心と見識に助けられたが、なかでも、度重なるインタビューや質問に対して親切に、寛容に、忍耐強く応じてくださった医学博士のヴィンセント・J・フェリッティに感謝している。逆境的小児期体験（ACE）研究における「科学の父」として、フェリッティと、同じく医学博士のロバート・アンダは、人間の苦しみと回復をより深く理解するための革新的なパラダイムを築いた。2人の発見について深く掘り下げる機会をいただき、本当にありがたく思っている。

神経科学、神経生物学、免疫学における第一人者からの惜しみない協力にも大いに助けられた。どれだけ役に立ったか、言葉では言い表せないほどだ。メリーランド医科大学のマーガレット・マッカーシー教授（神経科学）は、私を研究所の隅々まで案内してくれ、大小さまざまの質問にも嫌な顔ひとつせずに答えてくれた。ジョンズ・ホプキンズ大学ブルームバーグ公衆衛生学部およびメイヨー医科大学のデリサ・フェアウェザー准教授（毒物学）は、女性と逆境的小児期体験に関する研究と、女性の免疫学との関わりについて説明してくれた。児童神経精神科医でカリフォルニア大学ロサンゼルス校（ＵＣＬＡ）のダン・シーゲル臨床教授、神経精神科医でウィスコンシン大学のライアン・ヘリンガ准教授（児童・思春期精神医学）、神経科学者でカナダのウエスタン・オンタリオ大学ＰＴＳＤ研究部長のルース・レニウス教授（精神医学）は、逆境的小児期体験が発達段階の脳、対人関係の生物学、子どもの発育に及ぼす影響について、時間をかけて詳しく説明してくれた。

さまざまな研究成果に関して話を聞かせてもらった次の方々にも感謝したい。バーニー・シーゲル医学博士、パロアルトのメンタル・リサーチ・インスティチュート（ＭＲＩ）の上級研究員フランシーン・シャピロ博士、ニューヨーク州立大学バッファロー校のマーク・Ｄ・シーリー准教授（心理学）、医学博士でエモリー大学教授のケリー・レスラー（精神医学、行動科学）、ドキュメンタリー映画『レース・トゥ・ノーウェア（Race to Nowhere）』のヴィッキ・アベレス監督。

次に挙げる科学者、専門家、学者の方々にも専門分野についてメールで説明していただいた。神経心理学者でグレーター・グッド・サイエンス・センターの上級研究員のリック・ハンソン博士、ファミリー・セラピストのロビン・カー＝モース、ウィスコンシン大学の心理学部教授で子どもの感情研究所所長のセス・ポラック、イェール大学医学部教授で児童青年研究教育（ＣＡＲ

E）プログラムの責任者を務めるジョアン・カウフマン、イェール大学医学部の精神科教授で、気分障害研究プログラムの責任者であるヒラリー・P・ブラムバーグ、テンプル大学のロバート・ウィテカー教授（小児科および公衆衛生）、米国小児科学会（AAP）元会長でヘルシー・レジリエント・チルドレン・センター長を務める医学博士のロバート・W・ブロック、ロックフェラー大学のブルース・S・マキューアン教授（神経内分泌学）、心理学者でスタンフォード大学のケリー・マクゴニカル博士。そのほかにも仏教の瞑想指導者で心理学者のジャック・コーンフィールド博士、瞑想インストラクターで精神分析医のタラ・ブラック、ワシントンDCにある心身医学センターの設立者兼責任者のジェームズ・ゴードンの各氏には、著作物からの引用許可をいただいた。ハーバード大学児童発達研究所のコミュニケーション・パブリック・エンゲージメント責任者のアル・レースには、同研究所所長のジャック・ションコフ医学博士の論文から引用する作業に協力していただいた。

ノンフィクション作家のアンドリュー・ソロモンにも心からの感謝を捧げる。

ジャーナリストで、ソーシャルネットワーク〈ACEsConnection.com〉とニュースサイト〈ACEsTooHigh.com〉の開設者ジェーン・スティーブンズがACE研究の発展に大いに貢献しているのは間違いない。

みずからのトラウマと回復の経験談を公表することに同意した勇敢な人たちがいなければ、この本は完成しなかっただろう。全員に感謝の気持ちを伝えるとともに、一人ひとりの物語、回復への旅、障害に出くわしたにもかかわらず意味のある人生を築こうとした決意を褒め称えたい。

エージェントで親友のエリザベス・カプラン。痛み、苦しみ、病気の原因にスポットライトを当てて社会を変え、回復への道筋を示して読者の手助けをするという私の使命を応援してくれたおかげで、本書を書きあげることができた。私を信じてくれてありがとう。この本に価値を見出し、丁寧かつ慎重に編集作業を行ってくれたアトリア社のレスリー・メレディス。いつもやさしく明るくスケジュールの進行を管理してくれたドナ・ロッフレード。前半部分を細かくチェックしてくれた友人のリー・クラヴィッツ。みんなありがとう。

上級読書会の仲間たち――ジェン・ブリットン、レスリー・ホフマイスター、サラ・ジャッド、バービー・ウィテカ（〝セースタ〟）。前半を読んでコメントしてくれてありがとう。あなたたちがそばにいるおかげで、私の人生はとても充実している。キンバリー・マイナーは原稿を読んでサポートしてくれた。あなたが気晴らしに付きあってくれなかったら、このめまぐるしいスケジュールを乗り切れなかったかもしれない。

ヴァージニア州のクリエイティブ・アーツ・センターに滞在させていただいたおかげで、本書を完成させる時間をたっぷり取ることができた。

最後に、そして一番の感謝を夫のゼンジに捧げたい。「パレオ・ダイエット」（旧石器時代の食事）、絶え間ないハグ、忍耐、ユーモア……あなたがありとあらゆる方法で支えてくれたおかげで、1日16時間の執筆を無事に乗り越えることができた。そして子どもたち。どういうわけか私の作品が世の中を健全な場所にすると信じこんで、「ママならできるよ！」と励ましてくれた。子供たち、そして次の世代に健康に暮らしてほしいという願いが、いまみなさんが手にしている本を完成させる一番の原動力となったにちがいない。

■著者紹介

ドナ・ジャクソン・ナカザワ（Donna Jackson Nakazawa）

デューク大学卒業。科学ジャーナリスト。ヴァージニア州クリエイティブ・アーツ・センター、ニューハンプシャー州マクドウェル・コロニー、ニューヨーク州ヤドーのレジデンス・フェロー。著書に『The Last Best Cure』、『Does Anybody Else Look Like Me?』、自己免疫国際会議から賞を受賞した『免疫の反逆　自己免疫疾患はなぜ急増しているか』（ダイヤモンド社）がある。アンドリュー・ウェイル総合医学書シリーズの『消化器病学』に寄稿。ワシントン・ポスト紙、『モア』『グラマー』『レディース・ホーム・ジャーナル』『ワーキング・マザー』『ＡＡＲＰマガジン』誌に記事を執筆するほか、ブログ『サイコロジー・トゥデイ』を書くなど多方面で活躍。家族とともにメリーランド州在住。

■訳者紹介

清水由貴子（しみず・ゆきこ）

上智大学外国語学部卒業。翻訳家。おもな訳書に『ジャスト・スタート――起業家に学ぶ予測不能な生き抜き方』（CCCメディアハウス）、『食べる世界地図』（エクスナレッジ）、『世界一のジェラートをつくる　起業をめぐるふたりの冒険物語』（白水社）などがある。

2018年3月2日 初版第1刷発行

フェニックスシリーズ ㊼

小児期トラウマがもたらす病

――ACEの実態と対策

著 者 ドナ・ジャクソン・ナカザワ
訳 者 清水由貴子
発行者 後藤康徳
発行所 パンローリング株式会社
〒160-0023 東京都新宿区西新宿7-9-18 6階
TEL 03-5386-7391 FAX 03-5386-7393
http://www.panrolling.com/
E-mail info@panrolling.com
装 丁 パンローリング装丁室
翻訳協力 株式会社リベル
印刷・製本 株式会社シナノ

ISBN978-4-7759-4193-5

好評発売中

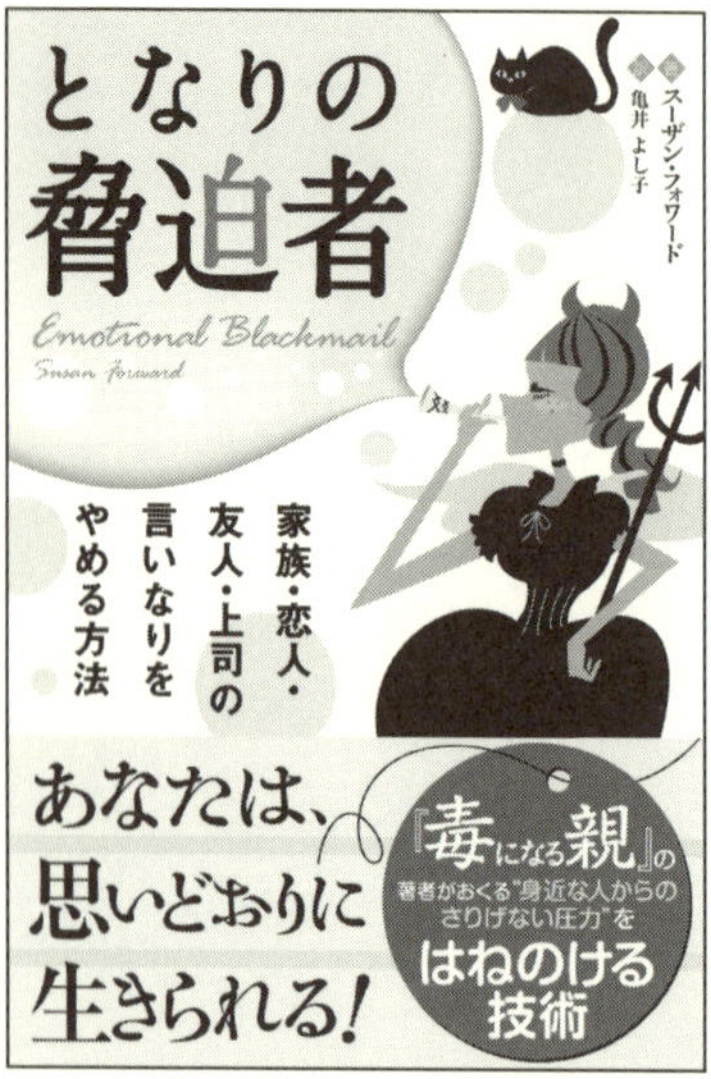

となりの脅迫者

家族･恋人･友人･上司の言いなりをやめる方法

スーザン・フォワード【著】
ISBN 9784775941034　464ページ
定価：本体 1,500円+税

あなたは思いどおりに生きられる！

人間関係は常に大小さまざまな「要求を受け入れるか、受け入れないか」というパワーゲームが行われます。

例えば、「誰か窓を開けてくれたらうれしいんだけどなぁ」と言われて窓を開けた場合、相手の要求を受け入れたことになります。この窓のような例は、通常はとくに罪もなく、受け入れたとしても、あるいは受け入れられなかったとしても、どちらにもそれほど大きな苦痛はないはずです。

しかし、なかには、相手を脅してでも自分の要求を通そうとする場合もあります。脅しと言っても、「言うことを聞かなければ殴ってやる！」とか、脅しであることが明白なものではありません。夫婦や恋人、上司と部下、友人、親子、兄弟など身近な人物であるからこそ知っている、あなたの弱点を巧妙についた微妙な脅迫です。

本書では、その状況を打開して、健全な人間関係を築くためにできることを、セラピストである著者が受け持ったクライアントの実例をもとに解説します。嫌な要求を受け入れないための第一歩は、まず「何もしないこと」。要求が出された瞬間、あなたがどう反応するかを決めないことです。

「言いなり」はもうやめて、自分の人生を取り戻しましょう。

本書に出てくる人（一部抜粋）

- ちょっとした意見の行き違いがもとで、それまでの不平不満が噴き出し、離婚話にまで発展した
- 職場の上司との不倫関係を清算しようとしたら、失職の危機に追い込まれた
- 親に結婚相手を認めてもらえない
- 絶えず自殺を口にする恋人がいて、身動きが取れない

好評発売中

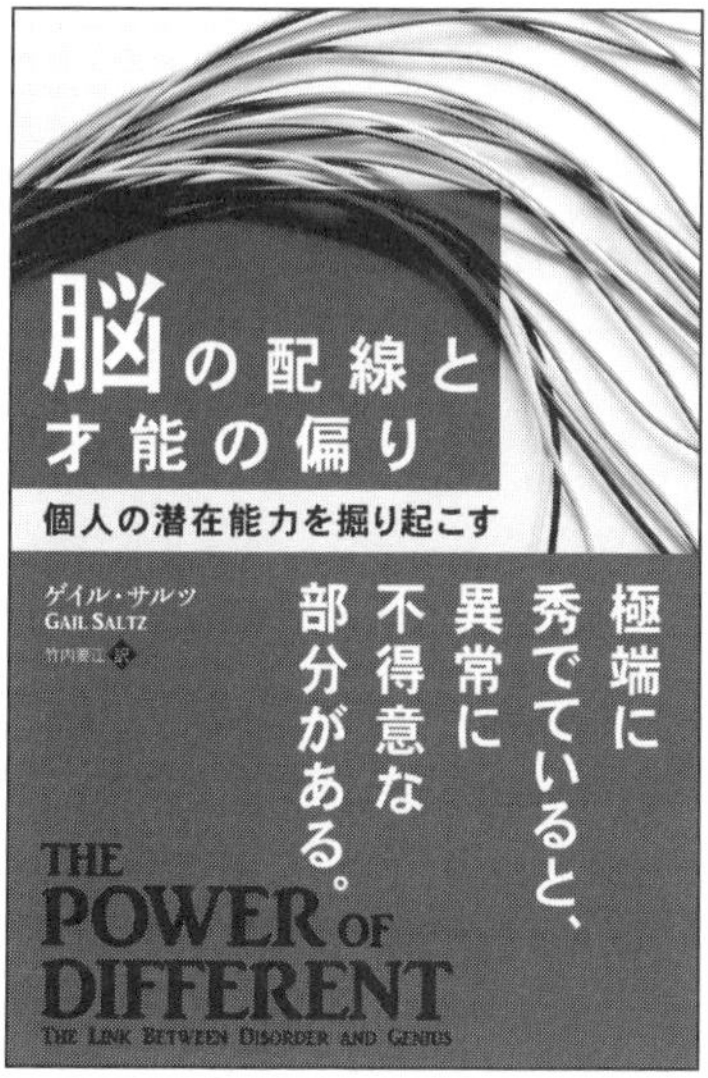

脳の配線と才能の偏り

個人の潜在能力を掘り起こす

ゲイル・サルツ【著】
ISBN 9784775941898　312ページ
定価：本体 1,600円＋税

天才はどうやって弱点を才能で補ってきたか。

天才とは、いったい何なのだろう。アインシュタインなどの非凡な才能の持ち主は、私たちが精神的な欠陥とみなす「脳の特異性」を持っていた。

オックスフォード英語大辞典は、天才を「並外れた知的能力や創造力その他の天賦の才」と定義している。この無駄のないシンプルな定義は、才能と弱点をあわせ持つことを明確にするのに役立つ。

あらゆる分野で平均以上の結果を残す天才に匹敵すると言っていい「ハイ・アチーバー」とよばれる人たちが存在する。彼らは努力によりその能力を開花させた人たちだ。そして、天才と同様の特徴を持っている。

「脳の特異性」にはさまざまな種類がある。本書では7つの特徴で分類した。

1. **学び方の特異性**（学習障害、読み書き障害）
2. **注意力散漫**（ADD、ADHD）
3. **不安**（不安障害、強迫性障害、パニック障害、恐怖症）
4. **憂うつ**（うつ病、気分変調症、不快気分）
5. **気分の浮き沈み**（双極性障害）
6. **拡散的思考**（シゾイドパーソナリティ障害、統合失調症）
7. **関係性を持ちにくい**（自閉症、アスペルガー症候群）

この7つの特徴は、脳の特異性を持つ人々の大部分をカバーするものであり、才能とのかかわりも深い。

本書の目指すところは、天才と脳の特異性との相関関係を明らかにし、そのずば抜けた才能を育てサポートする家族や地域社会に助力することだ。弱点を補い、彼らの強みを最大限に活かす道を探る。

好評発売中

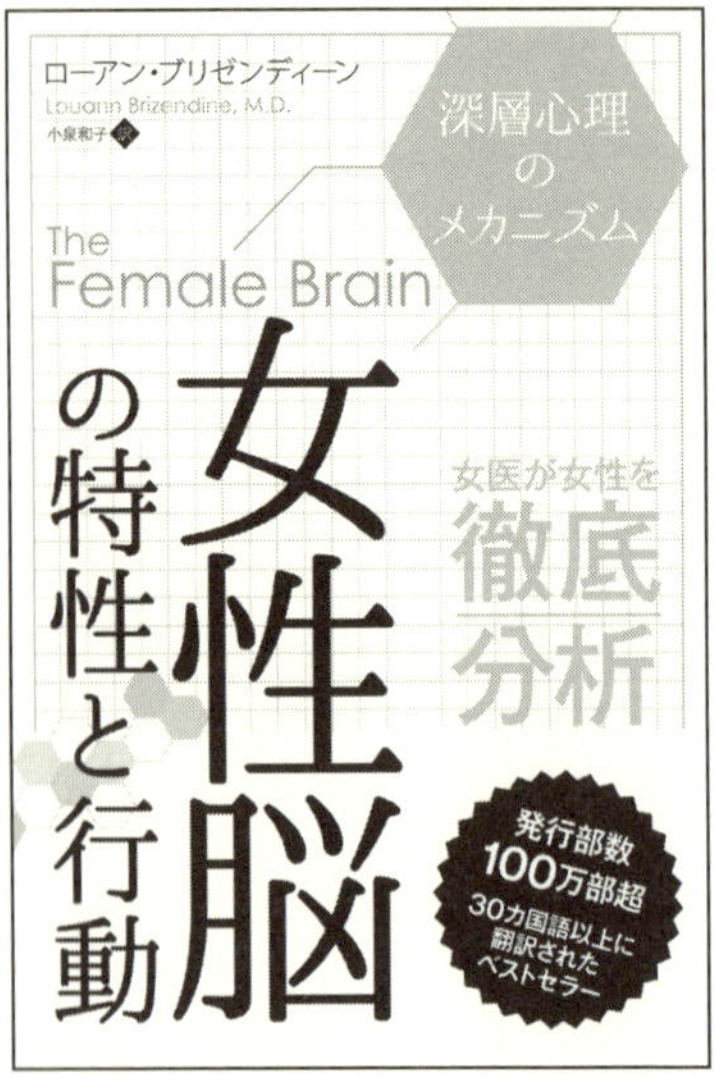

女性脳の特性と行動

深層心理のメカニズム

ローアン・ブリゼンディーン【著】
ISBN 9784775941904　280ページ
定価：本体 1,600円＋税

発行部数100万部超
30か国語以上に翻訳されたベストセラー
女医が女性を徹底分析

「『女性はいったい何を求めているのか？』というフロイトの問いに対する十分な回答がここにある。ローアン・ブリゼンディーンは、厄介な女性をなんとか理解したいと願うすべての男の望みをかなえてくれた。女性のための小気味よく明快な手引書――男性も必読」

――ダニエル・ゴールマン（『SQ生きかたの知能指数』の著者）

なぜ女性は男性よりもよくしゃべるのですか？

なぜ女性は男性がまったく思い出すことのできない出来事の詳細を覚えているのですか？

女性と男性の違いは、老若男女を問わず悩ませてきました。その問題を解決すべく神経精神科医ローアン・ブリゼンディーン博士は女性の脳機能を研究し本書を執筆しました。

過去の多くの研究が男性のみに焦点を当てていたため、女性に特化した本書は大変な注目を集めています。

生物学的に身体の変化が女性の一生にどのような影響を及ぼしているのかを《幼児期・思春期・恋愛期・セックス・育児期・閉経期とその後》に区分し検証をしています。

「身体の変化＝ホルモンの変化」と脳の関係を実例を交えながら、女性だけに見られる思考回路とその理由を解説しました。女性脳で何が起こっているのかを理解すれば、多くの問題は解決することでしょう。女性ならではの行動をコントロールする術も公開しています。パートナーとのすれ違いも解消できるでしょう。

永遠の悩みと思われていた問題を解決する一歩を踏みだしましょう。